编译委员

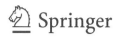

Lynch Syndrome

Molecular Mechanism and Current Clinical Practice

林奇综合征
分子机制及临床实践

[日] 富田尚裕 (Naohiro Tomita)　主编

张忠涛　王国斌　陶凯雄　主审

王征　主译

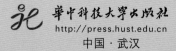

华中科技大学出版社
http://press.hust.edu.cn
中国·武汉

内 容 简 介

本书由来自日本结直肠癌学会的 Naohiro Tomita 教授主编,是一部介绍林奇综合征分子机制和当前临床实践的专著。

全书共 13 章,全面系统地介绍了林奇综合征的分子机制、临床特征、肿瘤病理、免疫组织化学、基因分析、相关妇科恶性肿瘤、相关泌尿系统恶性肿瘤、患者筛查、结肠镜监测、外科治疗、免疫治疗、化学预防和国际合作。

本书适合从事遗传性结直肠癌研究、诊疗工作的肿瘤学、临床检验诊断学、生殖医学等相关专业的医生、医技人员及研究人员参考阅读。

First published in German under the title

Lynch Syndrome: Molecular Mechanism and Current Clinical Practice

edited by Naohiro Tomita

Copyright ⓒ Springer Nature Singapore Pte Ltd. ,2020 *

This edition has been translated and published under licence from

Springer Nature Singapore Pte Ltd.

湖北省版权局著作权合同登记图字:17-2023-032 号

图书在版编目(CIP)数据

林奇综合征:分子机制及临床实践/[日]富田尚裕主编;王征主译.—武汉:华中科技大学出版社,2024.1

ISBN 978-7-5680-9208-1

Ⅰ. ①林⋯ Ⅱ. ①富⋯ ②王⋯ Ⅲ. ①大肠癌-诊疗 Ⅳ. ①R735.3

中国国家版本馆 CIP 数据核字(2023)第 040682 号

林奇综合征:分子机制及临床实践		[日]富田尚裕 主编
Linqi Zonghezheng:Fenzi Jizhi ji Linchuang Shijian		王征 主译

策划编辑:居　颖　　　　　　　　　　　　　　　封面设计:廖亚萍

责任编辑:毛晶晶　　　　　　　　　　　　　　　责任校对:王亚钦

责任监印:周治超

出版发行:华中科技大学出版社(中国·武汉)　　电话:(027)81321913

　　　　　武汉市东湖新技术开发区华工科技园　　邮编:430223

录　　排:华中科技大学惠友文印中心

印　　刷:湖北金港彩印有限公司

开　　本:710mm×1000mm　1/16

印　　张:11

字　　数:203 千字

版　　次:2024 年 1 月第 1 版第 1 次印刷

定　　价:128.00 元

主编简介

富田尚裕（Naohiro Tomita）

日本兵库医科大学消化外科名誉教授

日本大阪丰中市医院癌症治疗中心特聘顾问

▌主译简介

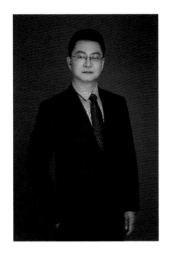

王征

华中科技大学同济医学院附属协和医院胃肠外科主任医师、教授、博士生导师，华中科技大学外科学博士、美国杜克大学基因组学和遗传学博士，美国杜克大学博士后，斯坦福大学助理研究员，湖北省"楚天学者"特聘教授、湖北省"百人计划"专家。现任中华医学会外科学分会结直肠外科学组委员、中国研究型医院学会微创外科学专委会青委会副主任委员、湖北省医学会结直肠肛门外科分会副主任委员、湖北省医学会理事、湖北省医师协会理事、湖北省医学生物免疫学会常务理事、湖北省医学会普通外科分会转化医学与实验外科学组组长等。

王征教授一直从事胃肠疾病的外科诊治工作，擅长结直肠癌微创诊治，率先在中南地区开展遗传性结直肠癌规范化诊疗研究，并在中南地区开设遗传性结直肠癌专病门诊。牵头多项全国多中心临床研究，受邀参编多部临床权威共识。

近年围绕胃肠肿瘤的防治研究，共发表 SCI 论文 110 余篇（含封面论文 20 篇），其中 IF＞15 的论文 31 篇。申请国家/国际发明专利 39 项，授权 20 项。相关成果已在全国 10 余家大型综合性医院推广应用。主编/参编人民卫生出版社教材及国外权威专著 6 部。先后以第一完成人获湖北省科学技术进步奖一等奖、中华医学科技奖青年科技奖、中国抗癌协会科技奖二等奖、药明康德生命化学研究奖学者奖、湖北省杰出青年基金、美国斯坦福大学院长奖、湖北省医学青年拔尖人才等奖励。

序

　　改革开放四十多年来,随着社会经济的发展、人们生活水平的提高,我国居民肿瘤谱发生了重要变化,结直肠癌发病率已超越多种肿瘤位居前列。国家癌症中心最新数据显示,结直肠癌发病率和死亡率分别位居肿瘤谱第二位和第四位,且呈逐年上升趋势,严重危害人民生命健康。林奇综合征是最常见的遗传性结直肠癌,占所有结直肠癌的 3‰,其发病机制不清,牵涉基因突变位点复杂;临床上具有发病年龄小、疾病进展快、合并肿瘤多、家族风险高等特点。我国人口基数大,地区间医疗资源不均衡,医务人员认知水平参差不齐,导致误诊漏诊现象时有发生,亟须改善林奇综合征诊疗中的诸多问题。目前我国关于林奇综合征的基础和临床研究不足,国内相关专著较少。本书主译王征教授是一位优秀的医学科学家,多年来在遗传性结直肠癌研究领域取得了不错的成绩,率先在中南地区开设遗传性结直肠癌专病门诊。为帮助国内同道更好地了解林奇综合征相关基础理论及临床研究进展,特翻译 *Lynch Syndrome: Molecular Mechanism and Current Clinical Practice* 一书。本书系统全面地介绍了对林奇综合征分子机制的前沿研究和进展,以及目前国际诊疗现状,具有较高的学术价值和临床参考价值。本书的翻译出版将为进一步推动国内林奇综合征分子机制和临床研究做出贡献,促进林奇综合征基础理论及规范化诊疗理念的普及,提升林奇综合征的临床综合诊治管理水平。希望今后能有更多优秀著作出版,以飨读者。

　　未来,随着对林奇综合征等相关疾病研究的深入,我相信在广大同道的共同努力下,国内包括林奇综合征在内的遗传性结直肠癌基础研究和临床诊疗水平一定能取得更大进步,推动我国结直肠外科事业再创佳绩!

首都医科大学结直肠肿瘤临床诊疗与研究中心主任
国家消化系统疾病临床医学研究中心副主任
中华医学会外科学分会副主任委员、结直肠外科学组组长

译者序

    本书由日本结直肠癌学会的 Naohiro Tomita 教授主编，是一部介绍林奇综合征分子机制和临床实践的专著。本书适合从事遗传性结直肠癌研究、诊疗工作的人员，如肿瘤学、临床检验诊断学、生殖医学等相关专业的医生、医技人员及研究人员参考学习。

    全书共 13 章，全面系统地介绍了林奇综合征的分子机制、临床特征、肿瘤病理、免疫组织化学、基因分析、相关妇科恶性肿瘤、相关泌尿系统恶性肿瘤、患者筛查、结肠镜监测、外科治疗、免疫治疗、化学预防和国际合作等。本书涵盖了对林奇综合征分子机制的前沿研究及诊疗热点问题，具有较高的临床应用价值，有利于提高中国临床工作者对遗传性结直肠癌的认识，推动多学科参与的规范化诊治。

    本书主要由经验丰富的一线医疗工作者翻译，翻译过程中注重学术严谨，强调科学性。尽管如此，由于时间和翻译水平有限，本书难免存在一些不完善的地方，欢迎广大读者批评指正。

    华中科技大学出版社的工作人员在本书的出版过程中给予了大力支持，在此表示感谢。

前言

林奇综合征(Lynch syndrome,LS)是常见的遗传性肿瘤综合征之一,其临床特征包括早发癌症,多发性结直肠癌及结肠外多个器官(如子宫、胃、小肠、泌尿道、肝胆管和卵巢等)发生癌症。

林奇综合征的研究历史可追溯到 1913 年,密歇根大学病理学家 Aldred S. Warthin 教授发表了一篇文章,这篇文章报道了三个具有常染色体显性遗传倾向的多发癌症家系。1966 年,Henry T. Lynch 教授进一步研究了这种综合征,此后"癌症家族综合征"的概念逐渐传播开来。

许多研究者探究了这种综合征的肿瘤发生机制。20 世纪 90 年代,人们最终认识到 DNA 复制过程中错配修复(MMR)系统异常与这类疾病有关。

错配修复基因——*MSH2*、*MLH1*、*MSH6* 和 *PMS2*(通过修复 DNA 复制过程中错配的碱基以维持基因组高保真),以及 *EPCAM*,被认为与该综合征密切相关。

随着研究的深入,该综合征的命名也发生了变化。该综合征曾被称为遗传性非息肉病性结直肠癌(HNPCC),但并不恰当,因为该综合征的肿瘤发生于多个器官,并不局限于结直肠。其后这种遗传性肿瘤综合征(MMR系统胚系突变导致、具有常染色体显性遗传特点)被命名为"林奇综合征",并被广泛使用。

林奇综合征的临床诊断标准为阿姆斯特丹标准Ⅰ及之后修订的阿姆斯特丹标准Ⅱ,但这些标准存在相当大的局限性。据报道,采用阿姆斯特丹标准对结直肠癌患者进行筛查可能会漏诊一半的林奇综合征患者。因此,上述标准及后续提出的贝塞斯达指南都不是诊断标准,仅作为林奇综合征的筛查工具。目前,人们已提出不依赖于上述标准的普遍筛查,并从各个方面对其有效性进行了研究。

迄今为止,世界范围内已经发布了几项针对这种遗传性疾病的指南。日本遗传性结直肠癌指南于 2012 年出版,并在 2016 年进行了修订,英文版也随即出版。之后 2016 修订版指南进一步完善,并于 2020 年发布了最新版指南。

目前我们正处于"基因组医学"时代,"肿瘤基因组医学"逐渐成为肿瘤诊疗领域的焦点。二代测序技术中的癌症基因组合检测提供了寻找肿瘤细胞靶向药物的机会。但在检测过程中,可能意外发现胚系突变。胚系突变的存在表明这些个体可能患有遗传性肿瘤综合征。

在日本等国家,林奇综合征患者很少被确诊并按照肿瘤高风险个体标准接受随访及监测。以癌症基因组合检测为代表的全基因组测序可能筛出更多病例。

因此,深入了解林奇综合征对未来研究非常重要。

在《林奇综合征:分子机制及临床实践》即将上线之际,我希望本书可展示人们对林奇综合征的最新理解。本书邀请了相关领域的专家,编写了13章。这些专家中有胃肠外科医生、基础研究者、胃肠病学家、胃肠内镜医生、妇科医生、泌尿外科医生、病理学家、癌症遗传学家和流行病学家。参编者涵盖各个领域反映了遗传性肿瘤综合征(尤其是林奇综合征)涉及多学科的医学本质。

本书涵盖了林奇综合征分子机制的前沿研究,以及关于这种疾病诊疗的诸多热点问题。

Henry T. Lynch 教授于 2019 年 6 月 2 日逝世,享年 91 岁。他不仅是一位出色的癌症遗传学先驱,还是一位敬业的临床医生,是我们所有人的老师。Lynch 教授多次访问日本,对日本遗传性肿瘤领域做出了巨大贡献。

我想把这本书献给已故的 Henry T. Lynch 教授。

富田尚裕

目录

1 林奇综合征分子机制

Kazuo Tamura*

摘要

林奇综合征(Lynch Syndrome)是一种常染色体显性遗传性肿瘤综合征,患者及其亲属患结肠癌和子宫内膜癌的风险显著升高。该综合征的病因是至少一种错配修复基因(*MLH1*、*MSH2*、*MSH6* 和 *PMS2*)发生胚系突变和功能丧失,此外 *EPCAM* 胚系突变所致邻近 *MSH2* 表观遗传沉默也会导致林奇综合征。

错配修复蛋白负责修复错配的碱基,包括 DNA 复制过程中发生的点突变和简单重复序列(即微卫星序列)的插入/缺失。MSH2 分别与 MSH6 或 MSH3 形成异二聚体 MutSα 和 MutSβ,参与识别错配碱基并启动修复。MLH1 与 PMS2 形成异二聚体 MutLα,发挥核酸内切酶作用。若错配修复系统正常运转,基因组将保持较高完整性。林奇综合征患者由于单等位错配修复基因异常,处于错配修复缺陷(MMRD)状态,该状态在肿瘤中表现为微卫星不稳定性(MSI)。

一般来说,林奇综合征患者在成年后发病,但双等位错配修复(MMR)基因异常的患者也可在儿童时期发病。据报道,胚系双等位错配修复基因异常的儿童患胃肠道息肉、结直肠癌、脑肿瘤和白血病等疾病的风险较高,这类病例被称为结构性错配修复缺陷综合征(CMMRD)。

为推动新时代癌症基因组医学的发展,了解遗传及基因组分子背景(包括错配修复缺陷状态)至关重要。

---

* K. Tamura(✉)

日本大阪市,京畿大学,理工学研究院,理学硕士,医学遗传学

日本大阪市,樱桥渡边医院,遗传与基因组医学中心

e-mail:tamura@life.kindai.ac.jp

关键词

错配修复基因；林奇综合征；微卫星不稳定性；结构性错配修复缺陷综合征；免疫检查点抑制剂

缩略词

CMMRD	结构性错配修复缺陷综合征
CNS	中枢神经系统
CTE	先天性簇绒肠病
CTLA-4	细胞毒性 T 淋巴细胞相关蛋白 4
IHC	免疫组织化学
ICI	免疫检查点抑制剂
MLPA	多重连接依赖探针扩增
MMR	错配修复
MSI	微卫星不稳定性
PCNA	增殖细胞核抗原
PD-1	程序性死亡受体 1
RFC	复制因子 C
TMB	肿瘤突变负荷

1.1 简介

癌症本质上是一种遗传性疾病。致病性变异（也称为"突变"）是癌症发生发展的关键。癌症是大量遗传和表观遗传异常积累的结果[1-4]。具体而言，癌症具有以下六个特征：持续的增殖信号，逃避生长抑制，抵抗细胞死亡，无限复制，促血管生成，侵袭和远处转移[5]。因此，阐明致癌机制对癌症治疗至关重要[6]。虽然遗传性肿瘤综合征罕见，但在任何器官来源的癌症中都可观察到。林奇综合征患者的致癌变异在受精卵时期就已存在，因此存在于身体的 37 万亿个细胞中。林奇综合征（MIM♯120435）是一种常染色体显性遗传综合征，外显率约为 80％。其特征是家族中多人患有结直肠和（或）结肠外（如子宫内膜、胃、小肠、输尿管、肾盂、卵巢和肝胆管等）肿瘤[7]。

林奇综合征是由错配修复基因功能丧失引起基因组复制错误所致。本文概述了林奇综合征相关的分子遗传学基础。

1.2 DNA 修复系统

每次细胞分裂时,每个碱基复制错误的频率约为 10^{-10}。据估计,每个人一生中约有 10^{15} 次细胞分裂,复制错误将导致每个细胞的基因组中出现数千个 DNA 突变。真核生物通过多种修复系统避免复制错误(表1-1)[8]。通过 DNA 碱基修复维持基因组的完整性,可抑制癌症发展。编码参与基因组修复分子的基因称为 DNA 修复基因和"看守肿瘤抑制基因"。

表 1-1 DNA 修复系统与癌症易感性[8]

DNA 修复	损伤	特征	易感性
碱基切除修复(BER)	单链	DNA 单链中通过氧化(如 8-氧鸟嘌呤)、烷基化(如甲基化)和脱氨基作用产生的单个核苷酸的修复机制。不需要 ATP	MUTYH 相关息肉病(MAP)
核苷酸切除修复(NER)	单链	紫外线照射形成嘧啶二聚体,导致 DNA 结构在几十个碱基对上发生变化的损伤修复机制。需要 ATP	色素性干皮病、Cockayne 综合征
错配修复(MMR)	单链	DNA 复制(S 期)中碱基发生错配的修复机制。通常,该修复机制对应一个到几个碱基对错误。需要 ATP	林奇综合征
校对修复	单链	发生在 DNA 复制过程中。大肠杆菌 DNA 聚合酶 I 的 $3'{\rightarrow}5'$ 核酸外切酶活性具有这种修复作用。人类中,除 DNA 聚合酶之外,还可能有其他酶参与	聚合酶校对相关息肉病(PPAP)
同源重组(HR)	双链	S 期/G2 期发生双链断裂时,将正常等位基因断裂部分作为模板 DNA 的修复机制。这种修复机制通过重组来恢复原始序列	遗传性乳腺癌-卵巢癌综合征(HBOC)
非同源末端连接(NHEJ)	双链	当 G1 期发生双链断裂时,NHEJ 将多个分子集中在切除末端,并使它们直接结合。该修复机制中,某些情况下断裂部分周围的一些核苷酸可能会丢失	LIG4 综合征

人们在1961年就认识了错配修复系统，并提出重组中间体中DNA碱基错配校正是基因修复的基础[9]。对大肠杆菌的基础研究初步阐明了错配修复系统的作用机制，并确定了四种错配修复基因：$mutH$、$mutL$、$mutS$和$uvrD$[10-13]。这些基因中任何一个失活都会使大肠杆菌突变发生率增加50到100倍，表明它们在抑制突变和维持遗传稳定性方面具有重要作用。由这些基因组成的甲基导向错配修复系统通过碱基特异性匹配纠正DNA复制错误，降低了大肠杆菌基因组突变率（表1-2）[6,8,14-19]。对错配修复系统的研究表明，该系统在维持生物体基因组完整性方面有重要作用，与癌症易感性相关。

表 1-2　大肠杆菌中针对复制错误的 DNA 修复系统[8]

步骤	途径	蛋白质活动	突变率（每个核苷酸每代）
1	DNA 合成	DNA 聚合酶Ⅲ（α）的 5′→3′延伸活性（1000 个核苷酸/秒）	$10^{-6} \sim 10^{-5}$
2	校对	DNA 聚合酶Ⅲ（ε）的 3′→5′核酸外切酶活性	10^{-7}
3	错配校正	错配校正蛋白 MutS、MutL、MutH 等	$10^{-10} \sim 10^{-9}$

1.3　林奇综合征相关基因

林奇综合征曾被称为遗传性非息肉病性结直肠癌（HNPCC），是一种由 DNA 错配修复基因胚系致病性突变引起的常染色体显性遗传病。林奇综合征患者一生中罹患肿瘤的风险增加，其中大多数人患有多个同时性和（或）异时性肿瘤。在林奇综合征相关肿瘤中，结直肠癌和子宫内膜癌（女性）较为常见。

此外，林奇综合征患者也好发泌尿道、胃、小肠、胆管、皮肤、脑或其他部位癌症。

迄今为止，人们发现了多种类型的人类错配修复蛋白，并分离出相应的编码基因。目前，四种 MMR 基因（$MLH1$（MIM ♯ 120436）、$MSH2$（MIM ♯ 609309）、$MSH6$（MIM ♯ 600678）和 $PMS2$（MIM ♯ 600259））被用于与林奇综合征相关的临床实践，相关基因概述如图 1-1 所示。虽然编码

细胞黏附分子的 *EPCAM* 不是 MMR 基因,但由于其与 *MSH2* 相邻,*EPCAM* 的结构异常也会导致林奇综合征[20]。

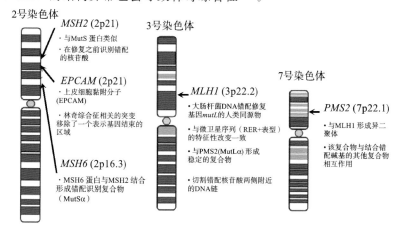

基因	MIM	位点	外显子数量	编码序列(nt)	氨基酸数目	蛋白质分子质量/kD
MLH1	*120436	3p22.2	19	2218	756	84.6
MSH2	*609309	2p21	16	2802	934	104.7
MSH6	*600678	2p16.3	10	4080	1360	152.8
PMS2	*600259	7p22.1	15	2586	862	95.8
EPCAM	*185535	2p21	9	942	314	35

图 1-1　林奇综合征相关基因[8]

1993 年,人们在染色体 2p22-p21 处分离得到 *MSH2*,发现其与大肠杆菌 *mutS* 具有高度的同源性[21-24]。1994 年,人们成功从染色体 3p22.2 处分离林奇综合征第二个致病基因——大肠杆菌 *mutL* 同源基因 *MLH1*[25-27]。1995 年,研究者发现 GTBP/MSH6(G/T 结合蛋白,160 kD)能与 MSH2(100 kD)形成异二聚体,即错配结合因子,MSH6 随后被确认为与 mutS 同源的错配修复蛋白新成员[28,29]。*MSH6* 最早由日本研究人员报道为林奇综合征的致病基因[30,31]。1994 年,人们在林奇综合征家系中发现 *PMS2* 的胚系缺失。此外,人们在高度微卫星不稳定性(MSI-H)肿瘤样本中发现额外缺失,表明存在二次打击[32,33]。

1.4　MMR 蛋白的结构和功能

不同 MMR 基因编码的 MMR 蛋白具有独特的功能结构域,在错配修复方面发挥不同的功能。当 MMR 基因功能结构域对应的 DNA 位点发生致病性突变时,DNA 修复功能将受到损害。MLH1、MSH2、MSH6 和

PMS2 四种错配修复蛋白的结构如图 1-2 所示[8,34-38]。MLH1 和 PMS2 都有一个 ATP 结合域,需要结合 ATP 才能发挥核酸内切酶的功能。

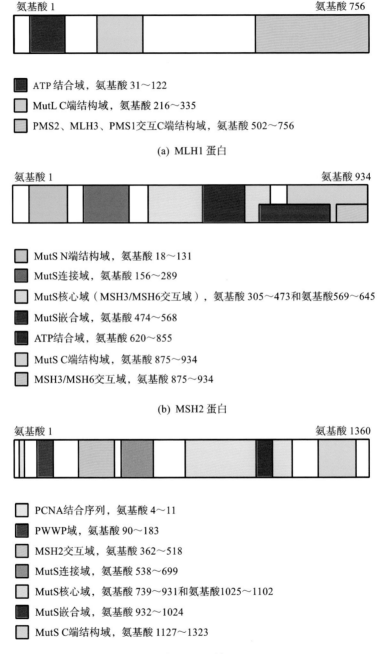

氨基酸 1　　　　　　　　　　　　　　　　　　　　　氨基酸 756

■ ATP 结合域,氨基酸 31～122
■ MutL C端结构域,氨基酸 216～335
■ PMS2、MLH3、PMS1交互C端结构域,氨基酸 502～756

(a) MLH1 蛋白

氨基酸 1　　　　　　　　　　　　　　　　　　　　　氨基酸 934

■ MutS N端结构域,氨基酸 18～131
■ MutS连接域,氨基酸 156～289
■ MutS核心域（MSH3/MSH6交互域）,氨基酸 305～473和氨基酸569～645
■ MutS嵌合域,氨基酸 474～568
■ ATP结合域,氨基酸 620～855
■ MutS C端结构域,氨基酸 875～934
■ MSH3/MSH6交互域,氨基酸 875～934

(b) MSH2 蛋白

氨基酸 1　　　　　　　　　　　　　　　　　　　　　氨基酸 1360

■ PCNA结合序列,氨基酸 4～11
■ PWWP域,氨基酸 90～183
■ MSH2交互域,氨基酸 362～518
■ MutS连接域,氨基酸 538～699
■ MutS核心域,氨基酸 739～931和氨基酸1025～1102
■ MutS嵌合域,氨基酸 932～1024
■ MutS C端结构域,氨基酸 1127～1323

(c) MSH6 蛋白

图 1-2　错配修复蛋白的结构[8]

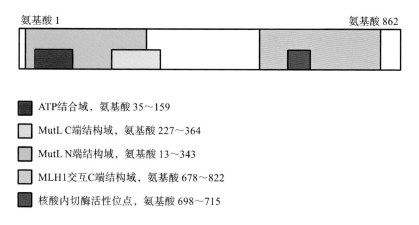

ATP结合域，氨基酸35～159

MutL C端结构域，氨基酸227～364

MutL N端结构域，氨基酸13～343

MLH1交互C端结构域，氨基酸678～822

核酸内切酶活性位点，氨基酸698～715

(d) PMS2 蛋白

续图 1-2

许多人类 MMR 相关蛋白已被鉴定为大肠杆菌 MMR 蛋白同源物[8,22-29,39-49]。这些人类 MMR 蛋白同源物包括 MutS、MutL、核酸外切酶Ⅰ(Exo Ⅰ)、DNA 聚合酶 δ(pol δ)、增殖细胞核抗原(PCNA)、复制因子 C(RFC)、DNA 连接酶Ⅰ等。MSH2 可以与 MSH6 或 MSH3 形成异二聚体，分别为 MutSα 和 MutSβ，参与错配识别及启动修复[50-54]。此外，错配修复蛋白还可形成多种复合物，如 MutLα、MutLβ 和 MutLγ 等，并参与错配修复[37,38,40,51,52,54-63]。

1.5 错配修复机制

错配修复过程包括识别、移除 DNA 错配位点并重新合成正确位点等一系列步骤。这种维持 DNA 保真度的系统从大肠杆菌到真核生物都很保守，路径示意图如图 1-3 所示[8,53,58,60,62-82]。首先，MutSα(MSH2-MSH6异二聚体)识别双链 DNA 中的错配碱基，并以滑动夹的形式结合在双链DNA 上。接着，MutSα 和 MutLα 形成四聚体复合物，启动错配修复过程。四聚体复合物通过招募增殖细胞核抗原(PCNA)和复制因子 C(RFC)切割新生(子)链。然后招募核酸外切酶Ⅰ(Exo Ⅰ)，切除错误区域周围的新生(子)链。最后，由 DNA 聚合酶(Polδ 或 Polε)和 DNA 连接酶Ⅰ完成重组步骤。

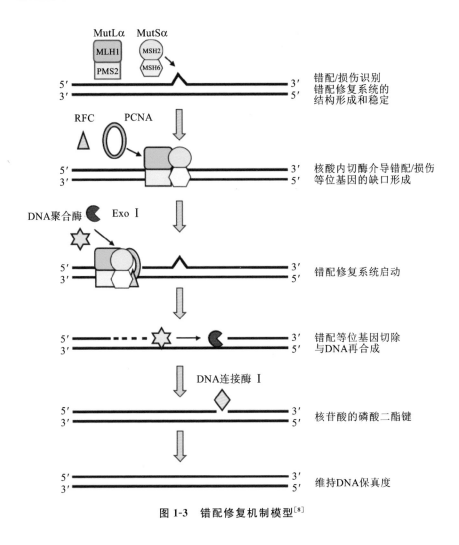

图 1-3　错配修复机制模型[8]

1.6　错配修复系统与 DNA 损伤的关系

　　DNA 损伤模式不同，涉及的错配修复分子和复合体也不同。如图 1-4 所示[8,50,64,66,83-86]，MutSα（MSH2-MSH6 异二聚体）主要识别单核苷酸错配（如 G∶T 错配对）和小的插入/缺失环（IDL，如腺嘌呤簇中重复数目错误）。MutSβ（MSH2-MSH3 异二聚体）可修复小 IDL 和不超过 10 个核苷酸的大 IDL。近年来，MutSβ 因其生物学特性和作为四核苷酸重复序列微卫星不稳定性升高（EMAST）结直肠癌的预后因素引起人们关注[87-91]。

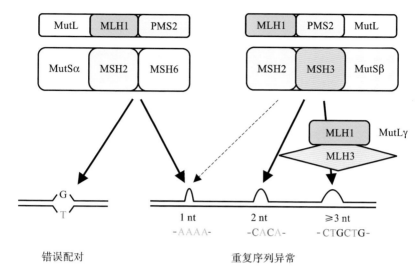

图 1-4　错配修复途径识别 DNA 损伤示意图[8]

1.7　*EPCAM* 是林奇综合征的致病基因

EPCAM 位于 2 号染色体 2p21,与 3′端的 *MSH2* 毗邻。该基因在上皮组织和浆细胞膜上表达,编码 EPCAM 蛋白并参与细胞间黏附[92-93]。虽然 *EPCAM* 不是林奇综合征的直接致病基因,但它位于 *MSH2* 上游 17 kb 处。*EPCAM* 的缺失会影响 *MSH2* 的表达,进而导致林奇综合征。如图 1-5 所示[8,20],*EPCAM* 等位基因的缺失抑制了 *MSH2* 的表达,最终导致林奇综合征。这类患者约占全部林奇综合征患者的 1.3%[20,94]。

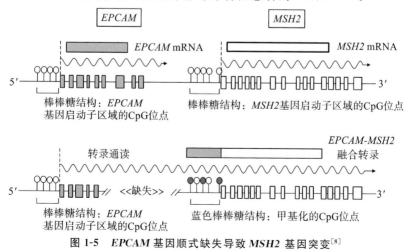

图 1-5　*EPCAM* 基因顺式缺失导致 *MSH2* 基因突变[8]

此外,*EPCAM* 双等位基因失活也是先天性簇绒肠病(CTE,MIM♯613217)的病因。在西欧,估计每 50000～100000 名新生儿中就有 1 例CTE[95-98]。CTE 患儿在出生后几个月内出现严重的慢性水样腹泻和生长受限。与林奇综合征不同,导致 CTE 的 *EPCAM* 异常通常是错义突变、无义突变、小插入/缺失或剪接错误[98]。

1.8　结构性错配修复缺陷综合征

结构性错配修复缺陷综合征(CMMRD)由 MMR 双等位基因纯合性或复合杂合性胚系致病性突变引起,属于常染色体隐性遗传病,是一种独特的儿童癌症易感综合征(MIM♯276300)[99-101]。MMR 双等位基因胚系致病性突变携带者中,血液系统恶性肿瘤、脑/中枢神经系统(CNS)肿瘤及与林奇综合征相关肿瘤的发生频率高。CMMRD 患者胃肠道中的腺瘤性息肉被视为癌前病变,需要与家族性腺瘤性息肉病(FAP)相鉴别。此外,Turcot 综合征作为 FAP 的一个亚型,其病理特征与 CMMRD 相似[102-103]。

CMMRD 血液系统恶性肿瘤和脑/中枢神经系统肿瘤的中位诊断年龄分别为 6.6 岁(年龄范围:1.2～30.8 岁)和 10.3 岁(年龄范围:3.3～40岁),但与林奇综合征相关肿瘤(主要是结直肠癌和(或)子宫内膜癌[104])的发生年龄较晚,中位诊断年龄为 21.4 岁(年龄范围:11.4～36.6 岁)。CMMRD 患者还具有多种非肿瘤特征,如咖啡斑(NF1 样)、皮肤色素减退、免疫球蛋白类别转换重组轻度缺陷、胼胝体发育不全、脑海绵状血管瘤、皮肤毛细血管瘤,以及各种先天性畸形和红斑狼疮。

1.9　林奇综合征的基因检测

为了从结直肠癌患者中筛选林奇综合征高危个体并提高胚系致病突变的检测效率,建议将微卫星不稳定性(MSI)检测和(或)MMR 蛋白免疫组织化学(IHC)检测作为肿瘤患者的常规筛查,并优先进行检测[102,105,106]。MSI 检测是一种通过检测微卫星序列来识别由于 DNA 错配修复缺陷导致遗传完整性受损的方法[107-111]。已使用包括单核苷酸和双核苷酸在内的 5 种重复序列作为检测标志,目前单核苷酸重复序列已成为首选。正常组织 DNA 和肿瘤组织 DNA 之间重复次数不同的序列被视为阳性序列[112]。若 5 种标志序列中有 2 种或 2 种以上显示阳性,则该肿瘤为高度微卫星不稳定性（MSI-H），MSI-H 结直肠癌的检测结果如图 1-6 所示。若只有 1 种序列为阳性，则该肿瘤被认为是低度微卫星不稳定性（MSI-L）。若未观察到阳性序列，则认为该肿瘤错配修复系统正常，称为微卫星稳定（MSS）。

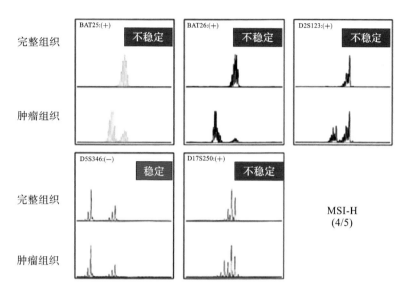

图 1-6　微卫星不稳定性检测分析图像：5 种标志序列中有 4 种显示微卫星不稳定性[8]

也可使用特异性抗体对 MMR 蛋白进行免疫组织化学染色，以显示受损的分子。通过对四种 MMR 蛋白（MLH1、MSH2、MSH6 和 PMS2）进行染色，可预测导致林奇综合征的基因（表 1-3）[113-120]。

表 1-3　*MLH1*、*MSH2*、*MSH6* 和 *PMS2* 突变导致的免疫组织化学染色结果[8]

MMR 基因突变	免疫组织化学染色			
	MLH1 抗体	MSH2 抗体	MSH6 抗体	PMS2 抗体
MLH1	－	＋	＋	－
MSH2	＋	－	＋	＋
MSH6	＋	＋	－	＋
PMS2	＋	＋	＋	－

MSI 检测的灵敏度为 $66.7\%\sim100.0\%$，特异度为 $61.1\%\sim92.5\%$。IHC 检测的灵敏度为 $80.8\%\sim100.0\%$，特异度为 $80.5\%\sim91.9\%$[121]。

10%～15% 的散发性结直肠癌也表现为 MSI-H,这主要是由于 *MLH1* 基因启动子甲基化导致 MLH1 蛋白缺失。此外,约一半的 MSI-H 散发性结直肠癌患者检测出 *BRAF* V600E 突变,而在林奇综合征相关结直肠癌患者中很少检测到该突变。结直肠癌 *MLH1* 甲基化和 *BRAF* V600E 突变检测可提高林奇综合征的诊断效率[36,122]。

所有结直肠癌患者(排除散发性结直肠癌)都应进行林奇综合征基因检测。长期以来,基因检测主要使用 Sanger 测序;对于大片段缺失/插入等异常情况,多采用多重连接依赖探针扩增(MLPA)技术[123]。目前,临床基因检测正从以表型为导向的单基因检测向多基因组合检测过渡[124]。相较于单基因检测,使用二代测序技术进行遗传性结直肠癌多基因组合检测被评估为一种可行、及时和经济有效的方法[125]。过去认为林奇综合征 MMR 基因和 *EPCAM* 胚系致病性突变主要发生在 *MSH2* 和 *MLH1* 中,而在 *MSH6* 和 *PMS2* 中少见。但 Espenschied 等的一项基于多基因组合检测的结果表明,林奇综合征患者中 *MSH6* 致病性突变最常见,其次为 *PMS2*、*MSH2*、*MLH1* 和 *EPCAM* 致病性突变(表 1-4)[8,123,126-128]。Espenschied 等发现,携带 MMR 基因致病性突变的个体中约 12% 仅患有乳腺癌。此外,MMR 基因致病性突变携带者也并不总是符合林奇综合征诊断标准或 *BRCA1*/*BRCA2* 检测标准,但 *MSH6* 和 *PMS2* 胚系致病性突变与乳腺癌风险增加相关[126,129]。表 1-4 显示了按突变类型划分的错配修复基因胚系突变的特异性分布。*MSH2*、*MLH1* 和 *MSH6* 的大多数致病性突变为截短突变,如无义突变和移码突变[8,130]。*MSH2*、*MLH1* 和 *PMS2* 发生大片段重排的概率分别为 10%、7% 和 10%。因此,进行基因检测需要选择合适的分析方法。

表 1-4 林奇综合征相关基因的胚系突变分析[8]

(a)错配修复基因和 *EPCAM* 基因突变的整体分布

基因	MSH2 /(%)	MLH1 /(%)	MSH6 /(%)	PMS2 /(%)	EPCAM /(%)	出版年份	参考文献
错配修复基因和 *EPCAM* 基因的突变分布	23.7	21.6	29.4	24.2	1.2	2017 年	[126]
	21.2	39.4	18.2	21.2	—	2017 年	[127]
	36	40	18	6	—	2016 年	[128]
	34	40	18	8	—	2014 年	[129]

续表

(b)错配修复基因胚系突变类型的分布[130]

突变类型	MSH2/(%)	MLH1/(%)	MSH6/(%)	PMS2/(%)
错义突变	31	40	49	62
无义或移码突变	49	40	43	24
框内突变	2	2	3	1
移接突变	8	11	3	3
大的重排	10	7	2	10

1.10 免疫检查点阻断治疗的有效性和肿瘤高突变状态(高肿瘤突变负荷)

癌细胞可通过抑制 T 淋巴细胞活化逃避宿主免疫系统的攻击,从而发挥免疫检查点分子的免疫抑制功能。免疫检查点分子包括细胞毒性 T 淋巴细胞相关蛋白 4(CTLA-4)和程序性死亡受体 1(PD-1,CD279)等[131,132],对免疫系统具有负调控作用[133,134]。在癌症治疗中,人们发现抗 PD-1 抗体对非小细胞肺癌、恶性黑色素瘤和肾癌有效,在临床上也安全适用[135]。研究发现,在错配修复缺陷的结直肠癌和非结直肠癌患者中,PD-1 抑制剂的临床疗效高于错配修复正常的患者[136]。最新的研究结果(图 1-7)表明,高肿瘤突变负荷(TMB)是预测免疫检查点抑制剂(ICI)疗效的

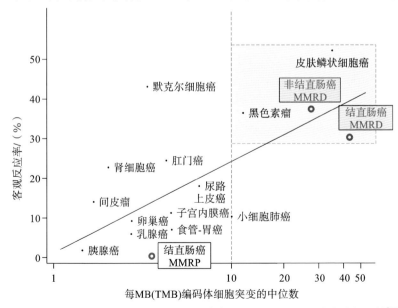

图 1-7 肿瘤突变负荷(TMB)与免疫检查点抑制剂(ICI)客观反应率的相关性[137]

极佳生物标志物[137-139]。具有错配修复缺陷（MMRD）生物学特征的结直肠癌患者对 ICI 的反应明显优于错配修复正常（MMRP）的患者[136,137]。在胃肠道肿瘤中，基于对多例癌症病例基因组的分析，MSI-H 被证明与高TMB 密切相关，因此 MSI 检测被用作预测肿瘤对 ICI 反应的标准生物标志物[140-142]。

1.11　未来方向

100 多年前，Warthin AS 报道了一个癌症累积家族。在此基础上，Lynch HT 等经过卓越的遗传流行病学研究，发现了林奇综合征。研究人员已证明错配修复基因是大肠杆菌和酵母菌基因组完整性的一部分。通过他们的共同努力，人们对林奇综合征的临床、遗传和分子生物学特征有了更深入的了解。随着对林奇综合征分子生物学特征的阐明，通过基因检测对家庭中的高危人群进行症状前诊断，并采取适当的医学干预措施成为可能。

ICI 是林奇综合征患者治疗的重要里程碑。大多数林奇综合征患者的恶性肿瘤处于高度微卫星不稳定状态，可能对 ICI 有反应。ICI 的相关研究为遗传性肿瘤综合征的治疗提供了新的可能性。未来，我们希望通过对林奇综合征临床和分子生物学特征的深入了解，推动新诊疗方法的发展。

致谢　这项工作得到了日本教育、科学、体育和文化部（19K07763）的部分资助。

COI 披露声明
作者声明没有潜在的利益冲突。
ORCID：https://orcid.org/0000-0002-1087-9851。

▌参考文献▐

[1]　Vogelstein B，Fearon ER，Hamilton SR，et al. Genetic alterations during colorectal-tumor development. N Engl J Med. 1988;319:525-32.

[2]　Fearon ER，Vogelstein B. A genetic model for colorectal tumorigenesis. Cell. 1990;61:759-67.

[3]　Bodmer W，Bishop T，Karran P. Genetic steps in colorectal cancer.

Nat Genet. 1994;6;217-9.

［4］ Kinzler KW，Vogelstein B. Lessons from hereditary colorectal cancer. Cell. 1996;87;159-70.

［5］ Hanahan D，Weinberg RA. Hallmarks of cancer;the next generation. Cell. 2011;144;646-74.

［6］ Tamura K，Utsunomiya J，Iwama T，et al. Mechanism of carcinogenesis in familial tumors. Int J Clin Oncol. 2004;9;232-45.

［7］ Lynch HT，de la Chapelle A. Hereditary colorectal cancer. N Engl J Med. 2003;348;919-32.

［8］ Tamura K，Kaneda M，Futagawa M，et al. Genetic and genomic basis of the mismatch repair system involved in Lynch syndrome. Int J Clin Oncol. 2019;24;999-1011.

［9］ Holliday R. A mechanism for gene conversion in fungi. Genet Res. 1964;5;282-304.

［10］ Modrich P. Mechanisms in E. coli and mismatch repair. Angew Chem Int Ed Engl. 2016;55;8490-501.

［11］ Nevers P，Spats HC. Escherichia coli mutants uvr D and uvr E deficient in gene conversion of lambda-heteroduplexes. Mol Gen Genet. 1975;139;233-43.

［12］ Rydberg B. Bromouracil mutagenesis and mismatch repair in mutator strains of Escherichia coli. Mutat Res. 1978;52;11-24.

［13］ Glickman BW，Radman M. Escherichia coli mutator mutants deficient in methylation-instructed DNA mismatch correction. Proc Natl Acad Sci U S A. 1980;77;1063-7.

［14］ Lahue RS，Su SS，Modrich P. Requirement for d(GATC) sequences in Escherichia coli mutHLS mismatch correction. Proc Natl Acad Sci U S A. 1987;84;1482-6.

［15］ Su SS，Modrich P. Escherichia coli mutS-encoded protein binds to mismatched DNA base pairs. Proc Natl Acad Sci U S A. 1986;83;5057-61.

［16］ Meselson M. Methyl-directed repair of DNA mismatches. In;Low KB，editor. Recombination of the genetic material. San Diego，CA;Academic Press;1988. p. 91-113.

［17］ Modrich P. Methyl-directed DNA mismatch correction. J Biol Chem. 1989;264;6597-600.

［18］ Grilley M，Holmes J，Yashar B，et al. Mechanisms of DNA-mismatch correction. Mutat Res. 1990;236:253-67.

[19] Modrich P. Mechanisms and biological effects of mismatch repair. Annu Rev Genet. 1991;25:229-53.

[20] Ligtenberg MJL, Kuiper RP, Chan TL, et al. Heritable somatic methylation and inactivation of MSH2 in families with Lynch syndrome due to deletion of the 3-prime exons of TACSTD1. Nat Genet. 2009;41:112-7.

[21] Fishel R, Lescoe MK, Rao MR, et al. The human mutator gene homolog MSH2 and its association. Cell. 1993;75:1027-38.

[22] Leach FS, Nicolaides NC, Papadopoulos N, et al. Mutations of a mutS homolog in hereditary nonpolyposis colorectal cancer. Cell. 1993;75:1215-25.

[23] Kolodner RD, Hall NR, Lipford J, et al. Structure of the human MSH2 locus and analysis of two Muir-Torre kindreds for msh2 mutations. Genomics. 1994;24:516-26.

[24] Fishel R, Ewel A, Lee S, et al. Binding of mismatched microsatellite DNA sequences by the human MSH2 protein. Science. 1994;266:1403-5.

[25] Papadopoulos N, Nicolaides NC, Wei YF, et al. Mutation of a mutL homolog in hereditary colon cancer. Science. 1994;263:1625-9.

[26] Bronner CE, Baker SM, Morrison PT, et al. Mutation in the DNA mismatch repair gene homologue hMLH1 is associated with hereditary non-polyposis colon cancer. Nature. 1994;368:258-61.

[27] Han HJ, Maruyama M, Baba S, et al. Genomic structure of human mismatch repair gene, hMLH1, and its mutation analysis in patients with hereditary non-polyposis colorectal cancer (HNPCC). Hum Mol Genet. 1995;4:237-42.

[28] Drummond JT, Li GM, Longley MJ, et al. Isolation of an hMSH2-p160 heterodimer that restores DNA mismatch repair to tumor cells. Science. 1995;268:1909-12.

[29] Palombo F, Gallinari P, Iaccarino I, et al. GTBP, a 160-kilodalton protein essential for mismatch-binding activity in human cells. Science. 1995;268:1912-4.

[30] Miyaki M, Konishi M, Tanaka K, et al. Germline mutation of MSH6 as the cause of hereditary nonpolyposis colorectal cancer. Nat Genet. 1997;17:271-2.

[31] Akiyama Y, Sato H, Yamada T, et al. Germ-line mutation of the hMSH6/GTBP gene in an atypical hereditary nonpolyposis colorectal cancer kindred. Cancer Res. 1997;57;3920-3.

[32] Nicolaides NC, Papadopoulos N, Liu B, et al. Mutations of two PMS homologues in heredi-tary nonpolyposis colon cancer. Nature. 1994;371;75-80.

[33] De Vos M, Hayward BE, Picton S, et al. Novel PMS2 pseudogenes can conceal recessive mutations causing a distinctive childhood cancer syndrome. Am J Hum Genet. 2004;74;954-64.

[34] Ban C, Junop M, Yang W. Transformation of MutL by ATP binding and hydrolysis:a switch in DNA mismatch repair. Cell. 1999;97;85-97.

[35] Tran PT, Liskay RM. Functional studies on the candidate ATPase domains of Saccharomyces cerevisiae MutLalpha. Mol Cell Biol. 2000;20;6390-8.

[36] Räschle M, Dufner P, Marra G, et al. Mutations within the hMLH1 and hPMS2 subunits of the human MutLalpha mismatch repair factor affect its ATPase activity, but not its ability to interact with hMutSalpha. J Biol Chem. 2002;277;21810-20.

[37] Guerrette S, Acharya S, Fishel R. The interaction of the human MutL homologues in hereditary nonpolyposis colon cancer. J Biol Chem. 1999;274;6336-41.

[38] Kondo E, Horii A, Fukushige S. The interacting domains of three MutL heterodimers in man:hMLH1 interacts with 36 homologous amino acid residues within hMLH3, hPMS1 and hPMS2. Nucleic Acids Res. 2001;29;1695-702.

[39] Reenan RA, Kolodner RD. Isolation and characterization of two Saccharomyces cerevisiae genes encoding homologs of the bacterial HexA and MutS mismatch repair proteins. Genetics. 1992;132;963-73.

[40] Li GM, Modrich P. Restoration of mismatch repair to nuclear extracts of H6 colorectal tumor cells by a heterodimer of human MutL homologs. Proc Natl Acad Sci U S A. 1995;92;1950-4.

[41] Johnson RE, Kovvali GK, Guzder SN, et al. Evidence for involvement of yeast proliferating cell nuclear antigen in DNA mismatch repair. J Biol Chem. 1996;271;27987-90.

[42] Umar A,Buermeyer AB,Simon JA,et al. Requirement for PCNA in DNA mismatch repair at a step preceding DNA resynthesis. Cell. 1996;87;65-73.

[43] Tishkoff DX, Boerger AL, Bertrand P, et al. Identification and characterization of Saccharomyces cerevisiae EXO1, a gene encoding an exonuclease that interacts with MSH2. Proc Natl Acad Sci U S A. 1997;94;7487-92.

[44] Longley MJ, Pierce AJ, Modrich P. DNA polymerase delta is required for human mismatch repair in vitro. J Biol Chem. 1997; 272;10917-21.

[45] Schmutte C,Marinescu RC,Sadoff MM,et al. Human exonuclease Ⅰ interacts with the mismatch repair protein hMSH2. Cancer Res. 1998;58;4537-42.

[46] Tishkoff DX,Amin NS,Viars CS,et al. Identification of a human gene encoding a homologue of Saccharomyces cerevisiae EXO1,an exonuclease implicated in mismatch repair and recombination. Cancer Res. 1998;58;5027-31.

[47] Lin YL,Shivji MK,Chen C,et al. The evolutionarily conserved zinc finger motif in the largest subunit of human replication protein A is required for DNA replication and mismatch repair but not for nucleotide excision repair. J Biol Chem. 1998;273;1453-61.

[48] Gu L,Hong Y,McCulloch S,et al. ATP-dependent interaction of human mismatch repair proteins and dual role of PCNA in mismatch repair. Nucleic Acids Res. 1998;26;1173-8.

[49] Zhang Y,Yuan F,Presnell SR,et al. Reconstitution of 5′-directed human mismatch repair in a purified system. Cell. 2005; 122; 693-705.

[50] Genschel J,Littman SJ,Drummond JT,et al. Isolation of MutSbeta from human cells and comparison of the mismatch repair specificities of MutSbeta and MutSalpha. J Biol Chem. 1998;273 (31);19895-901.

[51] Iyer RR, Pluciennik A, Genschel J, et al. MutLalpha and proliferating cell nuclear antigen share binding sites on MutSbeta. J Biol Chem. 2010;285(15);11730-9.

[52] Plotz G,Raedle J,Brieger A,et al. N-terminus of hMLH1 confers interaction of hMutLalpha and hMutLbeta with hMutSalpha.

Nucleic Acids Res. 2003;31(12):3217-26.

[53] Dahal BK,Kadyrova LY,Delfino KR,et al. Involvement of DNA mismatch repair in the maintenance of heterochromatic DNA stability in Saccharomyces cerevisiae. PLoS Genet. 2017; 13 (10):e1007074.

[54] Villahermosa D,Christensen O,Knapp K,et al. Schizosaccharomyces pombe MutSα and MutLα maintain stability of tetra-nucleotide repeats and Msh3 of hepta-nucleotide repeats. G3 (Bethesda). 2017;7(5):1463-73.

[55] Prolla TA,Baker SM,Harris AC,et al. Tumour susceptibility and spontaneous mutation in mice deficient in Mlh1,Pms1 and Pms2 DNA mismatch repair. Nat Genet. 1998;18(3):276-9.

[56] Jäger AC,Rasmussen M,Bisgaard HC,ct al. HNPCC mutations in the human DNA mismatch repair gene hMLH1 influence assembly of hMutLalpha and hMLH1-hEXO1 com-plexes. Oncogene. 2001; 20(27):3590-5.

[57] Cannavo E,Marra G,Sabates-Bellver J,et al. Expression of the MutL homologue hMLH3 in human cells and its role in DNA mismatch repair. Cancer Res. 2005;65(23):10759-66.

[58] Kadyrov FA,Dzantiev L,Constantin N,et al. Endonucleolytic function of MutLalpha in human mismatch repair. Cell. 2006;126 (2):297-308.

[59] Peng M,Litman R,Xie J,et al. The FANCJ/MutLalpha interaction is required for correction of the cross-link response in FA-J cells. EMBO J. 2007;26(13):3238-49.

[60] Pluciennik A,Dzantiev L,Iyer RR,et al. PCNA function in the activation and strand direction of MutLα endonuclease in mismatch repair. Proc Natl Acad Sci U S A. 2010;107(37):16066-71.

[61] Kunkel TA,Erie DA. DNA mismatch repair. Annu Rev Biochem. 2005;74:681-710.

[62] Li GM. Mechanisms and functions of DNA mismatch repair. Cell Res. 2008;18(1):85-98.

[63] Kunkel TA,Erie DA. Eukaryotic mismatch repair in relation to DNA replication. Annu Rev Genet. 2015;49:291-313.

[64] Marti TM,Kunz C,Fleck O. DNA mismatch repair and mutation avoidance pathways. J Cell Physiol. 2002;191(1):28-41.

［65］ Friedberg EC. DNA damage and repair. Nature. 2003;421(6921): 436-40.

［66］ Martin SA, Lord CJ, Ashworth A. Therapeutic targeting of the DNA mismatch repair pathway. Clin Cancer Res. 2010;16(21): 5107-13.

［67］ Boland CR, Goel A. Microsatellite instability in colorectal cancer. Gastroenterology. 2010;138(6):2073-87.

［68］ Fishel R. Mismatch repair. J Biol Chem. 2015;290(44):26395-403.

［69］ Groothuizen FS, Sixma TK. The conserved molecular machinery in DNA mismatch repair enzyme structures. DNA Repair(Amst). 2016;38:14-23.

［70］ Hingorani MM. Mismatch binding, ADP-ATP exchange and intramolecular signaling during mismatch repair. DNA Repair (Amst). 2016;38:24-31.

［71］ Kadyrova LY, Kadyrov FA. Endonuclease activities of MutLα and its homologs in DNA mismatch repair. DNA Repair(Amst). 2016; 38:42-9.

［72］ Peltomäki P. Update on Lynch syndrome genomics. Familial Cancer. 2016;15:385-93.

［73］ Liu D, Keijzers G, Rasmussen LJ. DNA mismatch repair and its many roles in eukaryotic cells. Mutat Res Rev Mutat Res. 2017; 773:174-87.

［74］ Lee JB, Cho WK, Park J, et al. Single-molecule views of MutS on mismatched DNA. DNA Repair(Amst). 2014;20:82-93.

［75］ Plotz G, Raedle J, Brieger A, et al. hMutSalpha forms an ATP-dependent complex with hMut-Lalpha and hMutLbeta on DNA. Nucleic Acids Res. 2002;30(3):711-8.

［76］ Plotz G, Piiper A, Wormek M, et al. Analysis of the human MutLalpha. MutSalpha complex. Biochem Biophys Res Commun. 2006;340(3):852-9.

［77］ Friedhoff P, Li P, Gotthardt J. Protein-protein interactions in DNA mismatch repair. DNA Repair(Amst). 2016;38:50-7.

［78］ Jeon Y, Kim D, Martín-López JV, et al. Dynamic control of strand excision during human DNA mismatch repair. Proc Natl Acad Sci U S A. 2016;113(12):3281-6.

［79］ Fishel R. Mismatch repair, molecular switches, and signal transduction. Genes Dev. 1998;12(14):2096-101.

[80] Ban C, Junop M, Yang W. Transformation of MutL by ATP binding and hydrolysis: a switch in DNA mismatch repair. Cell. 1999;97(1):85-97.

[81] Spampinato C, Modrich P. The MutL ATPase is required for mismatch repair. J Biol Chem. 2000;275(13):9863-9.

[82] Lamers MH, Winterwerp HH, Sixma TK. The alternating ATPase domains of MutS control DNA mismatch repair. ENBO J. 2003;22 (3):746-56.

[83] Kolodner RD, Marsischky GT. Eukaryotic DNA mismatch repair. Curr Opin Genet Dev. 1999;9(1):89-96.

[84] Peltomäki P. Deficient DNA mismatch repair: a common etiologic factor for colon cancer. Hum Mol Genet. 2001;10(7):735-40.

[85] Bellacosa A. Functional interactions and signaling propertics of mammalian DNA mismatch repair proteins. Cell Death Differ. 2001;8(11):1076-92.

[86] Scmidt MHM, Pearson CE. Disease associated repeat instability and mismatch repair. DNA Repair(Amst). 2016;38:117-26.

[87] Campregher C, Schmid G, Ferk F, et al. MSH3-deficiency initiates EMAST without oncogenic transformation of human colon epithelial cells. PLoS One. 2012;7(11):e50541. https://doi. org/ 10. 1371/journal. pone. 0050541.

[88] Tseng-Rogenski SS, Chung H, Wilk MB, et al. Oxidative stress induces nuclear-to-cytosol shift of hMSH3, a potential mechanism for EMAST in colorectal cancer cells. PLoS One. 2012;7(11): e50616. https://doi. org/10. 1371/journal. pone. 0050616.

[89] Watson MMC, Berg M, Søreide K. Prevalence and implications of elevated microsatellite alterations at selected tetranucleotides in cancer. Br J Cancer. 2014;111(5):823-7.

[90] Carethers JM, Koi M, Tseng-Rogenski SS. EMAST is a form of microsatellite instability that is initiated by inflammation and modulates colorectal cancer progression. Genes (Basel). 2015; 6 (2):185-205.

[91] Venderbosch S, van Lent-van Vliet S, de Haan AF, et al. EMAST is associated with a poor prognosis in microsatellite instable metastatic colorectal cancer. PLoS One. 2015; 10 (4): e0124538.

https://doi.org/10.1371/journal.pone.0124538.

[92] Dollé E, Theise ND, Schmelzer E, et al. EpCAM and the biology of hepatic stem/progenitor cells. Am J Physiol Gastrointest Liver Physiol. 2015;308:G233-50.

[93] Huang L, Yang Y, Yang F, et al. Functions of EpCAM in physiological processes and diseases(Review). Int J Mol Med. 2018;42(4):1771-85.

[94] Kovacs ME, Papp J, Szentirmay Z, et al. Deletions removing the last exon of TACSTD1 constitute a distinct class of mutations predisposing to Lynch syndrome. Hum Mutat. 2009; 30 (2): 197-203.

[95] Reifen RM, Cutz E, Griffiths AM, et al. Tufting enteropathy: a newly recognized clinicopathological entity associated with refractory diarrhea in infants. J Pediatr Gastroenterol Nutr. 1994; 18(3):379-85.

[96] Goulet O, Salomon J, Ruemmele F, et al. Intestinal epithelial dysplasia(tufting enteropathy). Orphanet J Rare Dis. 2007; 2 (1):20.

[97] Sivagnanam M, Mueller JL, Lee H, et al. Identification of EpCAM as the gene for congenital tufting enteropathy. Gastroenterology. 2008;135(2):429-37.

[98] Pathak SJ, Mueller JL, Okamoto K, et al. EPCAM mutation update:variants associated with congenital tufting enteropathy and Lynch syndrome. Hum Mutat. 2019;40(2):142-61.

[99] Wimmer K, Kratz CP, Vasen HFA, et al. Diagnostic criteria for constitutional mismatch repair deficiency syndrome:suggestions of the European consortium 'care for CMMRD'(C4CMMRD). J Med Genet. 2014;51(6):355-65.

[100] Ricciardone MD, Ozçelik T, Cevher B, et al. Human MLH1 deficiency predisposes to hematological malignancy and neurofibromatosis type 1. Cancer Res. 1999;59(2):290-3.

[101] Wang Q, Lasset C, Desseigne F, et al. Neurofibromatosis and early onset of cancers in hMLH1-deficient children. Cancer Res. 1999;59(2):294-7.

[102] Turcot J, Despres JP, St Pierre F, et al. Malignant tumors of the central nervous system associated with familial polyposis of the

colon:report of two cases. Dis Colon Rectum. 1959;2:465-8.

[103] Hamilton SR, Liu B, Parsons RE, et al. The molecular basis of Turcot's syndrome. N Engl J Med. 1995;332(13):839-47.

[104] Lavoine N, Colas C, Muleris M, et al. Constitutional mismatch repair deficiency syndrome: clinical description in a French cohort. J Med Genet. 2015;52(11):770-8.

[105] Evaluation of Genomic Applications in Practice and Prevention (EGAPP) Working Group. Recommendations from the EGAPP Working Group: genetic testing strategies in newly diagnosed individuals with colorectal cancer aimed at reducing morbidity and mortality from Lynch syndrome in relatives. Genet Med. 2009;11 (1):35-41.

[106] Giardiello FM, Allen JI, Axilbund JE, et al. Guidelines on genetic evaluation and management of Lynch syndrome: a consensus statement by the US Multisociety Task Force on colorectal cancer. Am J Gastroenterol. 2014;109(8):1159-79.

[107] Syngal S, Brand RE, Church JM, et al. ACG clinical guideline: genetic testing and management of hereditary gastrointestinal cancer syndromes. Am J Gastroenterol. 2015; 110 (2): 223-62, quiz 263.

[108] Boland CR, Thibodeau SN, Hamilton SR, et al. A National Cancer Institute Workshop on microsatellite instability for cancer detection and familial predisposition:development of international criteria for the determination of microsatellite instability in colorectal cancer. Cancer Res. 1998;58(22):5248-57.

[109] Ionov Y, Peinado MA, Malkhosyan S, et al. Ubiquitous somatic mutations in simple repeated sequences reveal a new mechanism for colonic carcinogenesis. Nature. 1993;363(6429):558-61.

[110] Peltomäki P, Aaltonen LA, Sistonen P, et al. Genetic mapping of a locus predisposing to human colorectal cancer. Science. 1993;260: 810-2.

[111] Thibodeau SN, Bren G, Schaid D. Microsatellite instability in cancer of the proximal colon. Science. 1993;260(5109):816-9.

[112] Rodriguez-Bigas MA, Boland CR, Hamilton SR, et al. A National Cancer Institute Workshop on hereditary nonpolyposis colorectal cancer syndrome: meeting highlights and Bethesda guidelines. J

Natl Cancer Inst. 1997;89(23):1758-62.

[113] Leach FS, Polyak K, Burrell M, et al. Expression of the human mismatch repair gene hMSH2 in normal and neoplastic tissues. Cancer Res. 1996;56(2):235-40.

[114] Thibodeau SN, French AJ, Roche PC, et al. Altered expression of hMSH2 and hMLH1 in tumors with microsatellite instability and genetic alterations in mismatch repair genes. Cancer Res. 1996;56 (21):4836-40.

[115] Hendriks Y, Franken P, Dierssen JW, et al. Conventional and tissue microarray immunohistochemical expression analysis of mismatch repair in hereditary colorectal tumors. Am J Pathol. 2003;162(2):469-77.

[116] de Jong AE, van Puijenbroek M, Hendriks Y, et al. Microsatellite instability, immunohistochemistry, and additional PMS2 staining in suspected hereditary nonpolyposis colorectal cancer. Clin Cancer Res. 2004;10(3):972-80.

[117] Lipkin SM, Wang V, Jacoby R, et al. MLH3: a DNA mismatch repair gene associated with mammalian microsatellite instability. Nat Genet. 2000;24(1):27-35.

[118] Rigau V, Sebbagh N, Olschwang S, et al. Microsatellite instability in colorectal carcinoma. The comparison of immunohistochemistry and molecular biology suggests a role for hMSH6[correction of hMLH6] immunostaining. Arch Pathol Lab Med. 2003;127(6): 694-700.

[119] Hampel H, Frankel WL, Martin E, et al. Screening for the Lynch syndrome(hereditary non-polyposis colorectal cancer). N Engl J Med. 2005;352(18):1851-60.

[120] Hendriks YMC, de Jong AE, Morreau H, et al. Diagnostic approach and management of Lynch syndrome (hereditary nonpolyposis colorectal carcinoma): a guide for clinicians. CA Cancer J Clin. 2006;56(4):213-25.

[121] Snowsill T, Coelho H, Huxley N, et al. Molecular testing for Lynch syndrome in people with colorectal cancer: systematic reviews and economic evaluation. Health Technol Assess. 2017; 21(51):1-238.

[122] Jin M, Hampel H, Zhou X, et al. BRAF V600E mutation analysis

simplifies the testing algorithm for Lynch Syndrome. Am J Clin Pathol. 2013;140(2):177-83.

[123] Lagerstedt-Robinson K, Rohlin A, Aravidis C, et al. Mismatch repair gene mutation spectrum in the Swedish Lynch syndrome population. Oncol Rep. 2016;36(5):2823-35.

[124] Lorans M, Dow E, Macrae FA, et al. Update on hereditary colorectal cancer:improving the clinical utility of multigene panel testing. Clin Colorectal Cancer. 2018;17(2):e293-e305. https://doi.org/10.1016/j.clcc.2018.01.001.

[125] Gallego CJ, Shirts BH, Bennette CS, et al. Next-generations sequencing panels for the diagnosis of colorectal cancer and polyposis syndromes:a cost-effectiveness analysis. J Clin Oncol. 2015;33(18):2084-91.

[126] Espenschied CR, LaDuca H, Li S, et al. Multigene panel testing provides a new perspective on Lynch syndrome. J Clin Oncol. 2017;35(22):2568-75.

[127] Yurgelun MB, Kulke MH, Fuchs CS, et al. Cancer susceptibility gene mutations in individuals with colorectal cancer. J Clin Oncol. 2017;35(10):1086-95.

[128] Thompson BA, Spurdle AB, Plazzer JP, et al. Application of a 5-tiered scheme for standardized classification of 2360 unique mismatch repair gene variants in the InSiGHT locus-specific database. Nat Genet. 2014;46(2):107-15.

[129] Roberts ME, Jackson SA, Susswein LR, et al. MSH6 and PMS2 germline pathogenic variants implicated in Lynch syndrome are associated with breast cancer. Genet Med. 2018;20(10):1167-74.

[130] Plazzer JP, Sijmons RH, Woods MO, et al. The InSiGHT database:utilizing 100 years of insights into Lynch syndrome. Familial Cancer. 2013;12(2):175-80.

[131] Leach DR, Krummel MF, Allison JP. Enhancement of antitumor immunity by CTLA-4 blockade. Science. 1996; 271 (5256): 1734-6.

[132] Ishida Y, Agata Y, Shibahara K, et al. Induced expression of PD-1,a novel member of the immunoglobulin gene superfamily,upon programmed cell death. EMBO J. 1992;11(11):3887-95.

[133] Tivol EA, Borriello F, Schweitzer AN, et al. Loss of CTLA-4

leads to massive lymphoproliferation and fatal multiorgan tissue destruction, revealing a critical negative regulatory role of CTLA-4. Immunity. 1995;3(5):541-7.

[134] Nishimura H, Nose M, Hiai H, et al. Development of lupus-like autoimmune diseases by disruption of the PD-1 gene encoding an ITIM motif-carrying immunoreceptor. Immunity. 1999; 11 (2): 141-51.

[135] Topalian SL, Hodi S, Brahmer JR, et al. Safety, activity, and immune correlates of anti-PD-1 antibody in cancer. N Engl J Med. 2012;366(26):2443-54.

[136] Le DT, Uram JN, Wang H, et al. PD-1 blockade in tumors with mismatch-repair deficiency. N Engl J Med. 2015; 372 (26): 2509-20.

[137] Yarchoan M, Hopkins A, Jaffee EM. Tumor mutational burden and response rate to PD-1 inhibition. N Engl J Med. 2017; 377 (25):2500-1.

[138] Snyder A, Makarov V, Merghoub T, et al. Genetic basis for clinical response to CTLA-4 blockade in melanoma. N Engl J Med. 2014;371(23):2189-99.

[139] Rizvi NA, Hellmann MD, Snyder A, et al. Cancer immunology. Mutational land-scape determines sensitivity to PD-1 blockade in non-small cell lung cancer. Science. 2015;348(6230):124-8.

[140] Chaimers ZR, Connelly CF, Fabrizio D, et al. Analysis of 100000 human cancer genomes reveals the landscape of tumor mutational burden. Genome Med. 2017;9(1):34. https://doi. org/10. 1186/s13073-017-0424-2.

[141] Dudley JC, Lin MT, Le DT, et al. Microsatellite instability as a biomarker for PD-1 blockade. Clin Cancer Res. 2016; 22 (4): 813-20.

[142] Le DT, Durham JN, Smith KN, et al. Mismatch repair deficiency predicts response of solid tumors to PD-1 blockade. Science. 2017;357(6349):409-13.

2 林奇综合征临床特征

Kohji Tanakaya*

摘要

林奇综合征是常见的遗传性肿瘤综合征之一,占所有结直肠癌病例的 1%～4%。据估计,日本有超过 10 万林奇综合征基因突变携带者。该常染色体显性遗传病主要由错配修复基因(*MSH2*、*MLH1*、*MSH6*、*PMS2*)或 *EPCAM* 胚系突变引起。林奇综合征患者年轻时就易患各种类型肿瘤,如结直肠癌、子宫内膜癌和胃癌等。林奇综合征相关肿瘤的发病风险因人群、携带者性别和错配修复基因突变类型的不同而存在显著差异。本章中,我们将讨论林奇综合征的临床特征。

关键词

林奇综合征;错配修复基因;结直肠癌;子宫内膜癌;胃癌;卵巢癌;胆管癌

2.1 遗传性结直肠癌

癌症是全球首要死亡原因,据估计,2018 年有 960 万人死于癌症。结直肠癌(CRC)是第三常见的癌症,2018 年新增病例约为 180 万例[1]。在日本,约 10% 的男性和 8% 的女性一生中会被确诊为结直肠癌[2]。

结直肠癌由多种因素引起。70%～80% 的结直肠癌病例为散发病例。

———————————
＊ K. Tanakaya(✉)

日本山口县岩国市,国立岩国医院临床中心,外科

e-mail:tanakaya. kouji. tb@mail. hosp. go. jp

剩下 20%～30% 的结直肠癌病例中可观察到家族性聚集现象,这些病例为家族性结直肠癌病例[3]。5%～10% 的结直肠癌病例已确定致病基因,这些病例为遗传性结直肠癌病例[4-6]。

2.2 历史

1895 年,密歇根大学病理学家 Aldred Warthin 开始研究癌症群体。一名年轻女裁缝告诉他,她的家族中几代人年轻时就患有癌症,主要是胃癌和子宫内膜癌。她的家族从德国移民而来。1913 年,Warthin 在报道中将该家系称为"G 家族"[7]。他怀疑 G 家族中存在潜在的遗传因素。但当时人们尚未认识到遗传因素对癌症易感性的影响。

1966 年,Henry Lynch 和 Margery Shaw 等报道了两个家族——来自内布拉斯加州的 N 家族和来自密歇根州的 M 家族。Lynch 和 Shaw 发现了一种呈常染色体显性遗传的癌症综合征[8]。

1993 年,林奇综合征的致病基因之一 MSH2 最先被发现。其余三个错配修复基因(MLH1、MSH6、PMS2)和 EPCAM 随后也被鉴定为林奇综合征的致病基因[9-11]。EPCAM 位于 MSH2 上游,EPCAM 3′端的胚系缺失引起 MSH2 启动子甲基化,进而导致 MSH2 沉默[11]。

DNA 错配修复基因的功能是纠正 DNA 复制过程中可能出现的碱基错配和插入/缺失突变,以维持基因组的稳定性。当 DNA 错配修复基因的功能受损时,简单重复序列(微卫星)的重复序列数目容易发生变化。微卫星中重复序列数目的改变称为微卫星不稳定性(MSI)。因此,错配修复基因突变的林奇综合征相关肿瘤通常表现为高度微卫星不稳定性(MSI-H)[9,12,13]。

2.3 定义

林奇综合征是由 DNA 错配修复基因(MLH1、MSH2、MSH6、PMS2)或 EPCAM 胚系突变引起的常染色体显性遗传病。

通常认为"林奇综合征"与"遗传性非息肉病性结直肠癌(HNPCC)"同义,但一些人认为林奇综合征指经基因检测确诊的患者和(或)家族,而遗传性非息肉病性结直肠癌指临床特征符合阿姆斯特丹标准Ⅰ[14]或阿姆斯特丹标准Ⅱ[15](表 2-1、表 2-2)但未得到基因诊断的患者和家族。

表 2-1　阿姆斯特丹标准 Ⅰ

至少有 3 名亲属患有结直肠癌；且必须满足以下全部条件
1. 其中 1 人为其他 2 人一级亲属
2. 至少累及连续 2 代人
3. 至少 1 人诊断年龄小于 50 岁
4. 家族性腺瘤性息肉病除外
5. 肿瘤诊断应通过组织病理学检查确认

表 2-2　阿姆斯特丹标准 Ⅱ

至少有 3 名亲属患有林奇综合征相关肿瘤（结直肠癌、子宫内膜癌、小肠癌、输尿管癌或肾盂癌）；且必须满足以下全部条件
1. 其中 1 人为其他 2 人一级亲属
2. 至少累及连续 2 代人
3. 至少 1 人诊断年龄小于 50 岁
4. 家族性腺瘤性息肉病除外
5. 肿瘤诊断应通过组织病理学检查确认

2.4　患病率

林奇综合征患病率从 1/2000 到 1/226 不等[9,10,16]。林奇综合征病例占所有结直肠癌病例的 0.7%～4%[17-20]，占所有子宫内膜癌病例的 1%～6%[9,21]。据估计，日本林奇综合征患者超过 10 万人。

2.5　林奇综合征相关恶性肿瘤

林奇综合征患者罹患结直肠癌、子宫内膜癌、胃癌、卵巢癌、胰腺癌、肾盂/输尿管癌、胆管癌、脑肿瘤、皮脂腺肿瘤、角化棘皮瘤和小肠癌的风险较高[22]。最新报道显示，乳腺癌[23,24]、前列腺癌[25]和肉瘤[26,27]也是林奇综合征相关恶性肿瘤。然而，并非所有林奇综合征患者都会患癌，换言之，这种显性遗传为不完全外显。林奇综合征患者患癌风险因人群、携带者性别和错配修复基因突变类型而异。*MSH2* 和 *MLH1* 突变携带者 70 岁时恶性肿瘤累积发病风险显著高于 *MSH6* 或 *PMS2* 突变携带者(表 2-3)。

表 2-3　70 岁时林奇综合征相关恶性肿瘤累积发病风险

恶性肿瘤 (基因)	美国一般人群风险[28] (终生风险[29])	日本一般人群风险[2]	林奇综合征风险/(%)	诊断时平均年龄/岁	参考文献
结肠癌	男:3.3% 女:3%	男:3% 女:2%			
(*MLH1/MSH2*)			男:22~74 女:22~61	27~60	[30-39]
(*MSH6*)			男:12~22 女:10~30	54~63	[31,37-39]
(*PMS2*)			男:0~20 女:0~15	47~66	[38-40]
子宫内膜癌	1.50%	1%			
(*MLH1/MSH2*)			14~54	48~62	[30,31,33,35,37-39,41]
(*MSH6*)			16~71	53~54	[31,37-39,41,42]
(*PMS2*)			13~26	49~50	[38,39,41]
胃癌	(0.80%)	男:3% 女:1%	5.8~13	54~57	[43-47]
卵巢癌	(1.20%)	1%	3.4~22	52~60	[37,45,46,48-51]
胆管癌			0.02~4	46~49	[37,45,49,50]
尿路癌			0.2~25	51~54	[37,45,46,48-50]
小肠癌	(0.30%)		0.4~12	46~49	[37,45,46,48,49]
皮肤癌			1~9	51~54	[52-54]

恶性肿瘤（基因）	美国一般人群风险[28]（终生风险[29]）	日本一般人群风险[2]	林奇综合征风险/（%）	诊断时平均年龄/岁	参考文献
脑/中枢神经系统肿瘤	(0.60%)	男:0.2% 女:0.2%	1.2～3.7	50～55	[37,46,48,49,55]
胰腺癌	(1.60%)	男:0.6% 女:0.4%	0.4～3.7	52～57	[33,38,56]

由于结直肠癌和子宫内膜癌是常见的林奇综合征相关恶性肿瘤,且发病相对较早[57],因此它们常可作为林奇综合征的诊断依据。一些临床标准,如阿姆斯特丹(Amsterdam)标准Ⅱ(表 2-2)[15]或修订版贝塞斯达(Bethesda)指南(表 2-4)[22]已被用于林奇综合征患者初筛,但使用这些标准或指南进行筛查可能会遗漏超过四分之一的林奇综合征病例[18],因此,许多专家建议对所有结直肠癌患者进行 MSI 或免疫组织化学(IHC)检测[9,10,12,58]。

表 2-4 结直肠癌微卫星不稳定性(MSI)检测修订版贝塞斯达指南

以下情况下应对结直肠癌患者肿瘤进行 MSI 检测

1. 结直肠癌患者诊断年龄小于 50 岁

2. 存在同时性或异时性结直肠癌,或其他林奇综合征相关肿瘤ª,不论年龄大小

3. 60 岁以内诊断为结直肠癌,伴 MSI-H 组织学特征b

4. 结直肠癌患者有一个及以上一级亲属患林奇综合征相关肿瘤,且其中一种肿瘤的诊断年龄小于 50 岁

5. 结直肠癌患者有两个及以上一级或二级亲属患林奇综合征相关肿瘤,不论年龄大小

ª 林奇综合征相关肿瘤包括结直肠癌、子宫内膜癌、胃癌、小肠癌、卵巢癌、胰腺癌、肾盂/输尿管癌、胆管癌、脑肿瘤、皮脂腺腺瘤和角化棘皮瘤

b 肿瘤浸润淋巴细胞、克罗恩样淋巴反应、黏液/印戒细胞分化或髓样生长模式

在 *MSH2* 和 *MLH1* 突变携带者中,结直肠癌的累积发病风险最高,其次是子宫内膜癌和其他结肠外肿瘤。对于结肠外肿瘤,*MSH2* 突变携带者的患病风险可能比 *MLH1* 突变携带者更高。

值得注意的是，女性 *MSH6* 突变携带者子宫内膜癌发病风险高于结直肠癌，*PMS2* 突变携带者子宫内膜癌发病风险可能高于结直肠癌。

林奇综合征家族内和家族间的疾病表型常常存在显著差异[59,60]。虽然已有研究表明该疾病表型可能与修饰基因有关，但目前尚未在林奇综合征患者中发现相关修饰基因[61,62]。

2.6　结直肠癌

结直肠癌是最常见的林奇综合征相关恶性肿瘤，其特点是发病年龄小、易出现多发肿瘤和右半结肠优先发生等。

与散发性结直肠癌一样，林奇综合征相关结直肠癌的发生遵循腺瘤—癌的顺序[59]，但林奇综合征患者由结肠腺瘤发展为癌的速度更快（<3 年）[63]，而散发性结直肠癌患者的这一病程通常为 10～15 年。在息肉数量方面，林奇综合征基因突变携带者在临床上并不表现为息肉病，仅表现为少数腺瘤。

可通过 MSI 或 IHC 检测评估肿瘤中是否存在错配修复基因缺失（dMMR）。林奇综合征相关结直肠癌有 85%～90% 的概率表现为 MSI-H[58,64,65]，因此，林奇综合征相关结直肠癌通常表现出 MSI-H 的组织学特征，包括肿瘤浸润淋巴细胞、髓样生长模式、黏液/印戒细胞分化和克罗恩样淋巴反应[22]。在西方国家，10%～15% 的结直肠癌表现为 MSI-H[9,65,66]，在日本为 6%～7%[16,67,68]。

散发性结直肠癌也可表现为 MSI-H，这主要是 *MLH1* 启动子区域高度甲基化所致。通过 *BRAF* V600E 检测可排除散发性 MSI-H 结直肠癌。约 40% 的散发性 MSI-H 结直肠癌病例可观察到 *BRAF* V600E 体细胞突变[69,70]，但林奇综合征患者中几乎没有。通过 IHC 检测判断 BRAF 蛋白表达（克隆 VE1），也可用于排除散发性 MSI-H 结直肠癌[71]。

根据性别和致病基因不同，MMR 基因突变携带者到 70 岁时结直肠癌累积发病风险可达 74%[30-39]。与女性突变携带者相比，男性突变携带者结直肠癌发病风险更高。此外，*MLH1* 和 *MSH2* 突变携带者比 *MSH6* 和 *PMS2* 突变携带者结直肠癌发病风险更高，且发病年龄更小（27～60 岁）[30-39]。*MSH6* 突变携带者发病年龄为 54～63 岁[31,37-39]，*PMS2* 突变携带者发病年龄为 47～66 岁[38-40]。

与散发性结直肠癌患者相比，林奇综合征相关结直肠癌患者预后较好[39,41,72,73]。这种生存优势归因于宿主免疫防御机制，如肿瘤浸润淋巴细胞数量增加。

2.7　子宫内膜癌

子宫内膜癌是第二常见的林奇综合征相关恶性肿瘤,其特点包括发病年龄较小[36]、好发于子宫下段(5.3%～29%)[74,75]和伴同时/异时性卵巢癌[76]。MSH6 突变携带者子宫内膜癌累积发病风险为 16%～71%[31,37-39,41,42],与 MSH2/MLH1 突变携带者(14%～54%)相当或更高[30,31,33,35,37-39,41]。PMS2 突变携带者子宫内膜癌累积发病风险为 0%～24%[38,39,41],低于以上三种突变携带者。林奇综合征相关子宫内膜癌患者的预后优于散发性子宫内膜癌患者,5 年生存率为 93%[41]。

2.8　胃癌

胃癌是全球第四常见癌症和第二大癌症死因[43]。胃癌的发病率和死亡率存在地域差异,可能是环境、生活方式或遗传因素所致,包括幽门螺杆菌感染、摄入腌制食物、吸烟和饮酒、肥胖、辐射暴露和 EB 病毒感染等[43]。虽然 Warthin 首次报道的林奇综合征家族中林奇综合征相关恶性肿瘤谱主要是胃癌和子宫内膜癌[7],但该家族随访数据显示,结直肠癌是其后代中最常见的肿瘤[8]。

林奇综合征相关胃癌的特征包括:多发于男性、发病年龄小和发生多个肿瘤。林奇综合征相关胃癌的病理类型以肠型为主[44]。在西方国家,林奇综合征患者到 70 岁时胃癌累积发病风险为 6%～13%[45-47,77],在日本为 24%(至 60 岁)[78]。由于日本林奇综合征患者胃癌死亡率较高,因此胃癌的管理与结直肠癌和子宫内膜癌同样重要[79]。林奇综合征相关胃癌患者 5 年生存率为 61%[41]。

2.9　卵巢癌

林奇综合征相关卵巢癌平均发病年龄为 42～54 岁[37,45,46,48-51],组织学类型以子宫内膜样腺癌为主[51],患者到 70 岁时累积发病风险为 3.4%～22%[37,45,46,48-51]。林奇综合征相关卵巢癌患者预后较好,5 年生存率为 83%[41]。

2.10　胆管癌

林奇综合征相关胆管癌以 MLH1 突变为主[41],平均发病年龄为 54～

57 岁[37,45,49,50]，患者到 70 岁时累积发病风险为 0.02%～4%[37,45,49,50]。胆管癌在东亚普通人群中发病率较高，是一种预后较差的侵袭性恶性肿瘤。林奇综合征相关胆管癌患者预后也较差，5 年生存率为 29%[41]。胆管可能成为日本林奇综合征患者癌症监测的重要器官。

2.11 尿路癌

林奇综合征相关尿路癌包括上尿路上皮癌和膀胱癌，上尿路上皮癌以 *MSH2* 突变为主[41,80]。林奇综合征相关尿路癌平均发病年龄为 52～60 岁[37,45,46,48-50]，患者到 70 岁时累积发病风险为 0.2%～25%[37,45,46,48-50]。林奇综合征相关尿路癌患者预后良好，上尿路上皮癌和膀胱癌患者 5 年生存率分别为 85% 和 93%[41]。

2.12 小肠癌

近 50% 的林奇综合征相关小肠癌发生于十二指肠[9,81]。林奇综合征相关小肠癌平均发病年龄为 46～49 岁[37,45,46,48,49]，患者到 70 岁时累积发病风险为 0.4%～12%[37,45,46,48,49]。

2.13 皮肤癌

1981 年，Lynch 等首次在林奇综合征患者中观察到 Muir-Torre 综合征（MTS）的皮肤特征[82]。MTS 是一种以皮肤肿瘤并发各种林奇综合征相关肿瘤为特征的疾病，如结直肠癌伴皮脂腺肿瘤（皮脂腺瘤、皮脂腺上皮瘤或皮脂腺癌）和（或）角化棘皮瘤。由于 *MSH2* 存在大量新发突变，*MSH2* 突变在 MTS 患者中很常见[83]。林奇综合征患者到 70 岁时皮肤癌累积发病风险为 1%～9%[52-54]。

2.14 脑肿瘤

结直肠癌合并原发性脑肿瘤称为 Turcot 综合征（TS）。TS 分为两种类型：类型 1 和类型 2，分别继发于 MMR 基因突变和 *APC* 突变。*APC* 突变患者的脑肿瘤通常为髓母细胞瘤，而 MMR 突变患者通常是多形性胶质母细胞瘤。MMR 突变患者脑肿瘤以 *MSH2* 突变为主[41]。这些脑肿瘤的

IHC 检测显示 MMR 蛋白缺失,但 MSI-H 发生率非常低(0%)[55]。林奇综合征患者到 70 岁时脑肿瘤累积发病风险为 1%～4%[37,46,48,49,55],患者预后较差,5 年生存率为 22%[41]。

2.15　胰腺癌

多项研究表明胰腺癌与林奇综合征有关[33,38,56]。林奇综合征相关胰腺癌以 *MLH1* 突变为主[41],患者平均发病年龄为 52～57 岁,到 70 岁时累积发病风险为 0.4%～3.7%[33,38,56]。林奇综合征相关胰腺癌患者预后非常差,5 年生存率为 0[41]。

▌参考文献▌

[1] International Agency for Research on Cancer World Health Organization. Globocan 2018. https://gco. iarc. fr/today/data/factsheets/populations/900-world-fact-sheets. pdf. Accessed Apr 2020.

[2] Cancer Registry and Statistics. Cancer Information Service,National Cancer Center,Japan. https://ganjoho. jp/reg_stat/statistics/stat/summary. html[in Japanese]. Accessed Apr 2020.

[3] Brandão C,Lage J. Management of patients with hereditary colorectal cancer syndromes. GE Port J Gastroenterol. 2015;22:204-12.

[4] Underhill ML,Germansky KA,Yurgelun MB. Advances in hereditary colorectal and pancreatic cancers. Clin Ther. 2016;38:1600-21.

[5] Yurgelun MB,Kulke MH,Fuchs CS,et al. Cancer susceptibility gene mutations in individuals with colorectal cancer. J Clin Oncol. 2017;35:1086-95.

[6] Lynch HT,Shaw TG. Practical genetics of colorectal cancer. Chin Clin Oncol. 2013;2:12.

[7] Warthin AS. Heredity with reference to carcinoma as shown by the Study of the cases examined in the pathological laboratory of the University of Michigan,1895-1913. Arch Int Med. 1913;12:546-55.

[8] Lynch HT,Shaw MW,Magnuson CW,et al. Hereditary factors in cancer. Study of two large midwestern kindreds. Arch Intern Med.

1966;117:206-12.

[9]　Kohlmann W, Gruber SB. Lynch syndrome. Gene Rev. 2004. https://www. ncbi. nlm. nih. gov/books/NBK1211/. Accessed Apr 2020.

[10]　The International Society for Gastrointestinal Hereditary Tumours (InSiGHT). Lynch syndrome. 2020. https://www. insight-grouporg/syndromes/lynch-syndrome/. Accessed Apr 2020.

[11]　Ligtenberg MJ, Kuiper RP, Chan TL, et al. Heritable somatic methylation and inactivation of MSH2 in families with Lynch syndrome due to deletion of the $3'$ exons of TACSTD1. Nat Genet. 2009;41:112-7.

[12]　Ishida H, Yamaguchi T, Tanakaya K, et al. Japanese Society for Cancer of the Colon and Rectum(JSCCR) guidelines 2016 for the clinical practice of hereditary colorectal cancer (translated version). J Anus Rectum Colon(JARC). 2018. http://journal-arc. jp/pdf/002s10001. pdf. Accessed Apr 2020.

[13]　Thibodeau SN, Bren G, Schaid D. Microsatellite instability in cancer of the proximal colon. Science. 1993;260:816-9.

[14]　Vasen HF, Mecklin JP, Khan PM, et al. The International Collaborative Group on hereditary non-polyposis colorectal cancer (ICG-HNPCC). Dis Colon Rectum. 1991;34:424-5.

[15]　Vasen HF, Watson P, Mecklin JP, et al. New clinical criteria for hereditary nonpolyposis colorectal cancer (HNPCC, Lynch syndrome) proposed by the International Collaborative group on HNPCC. Gastroenterology. 1999;116:1453-6.

[16]　de la Chapelle A. The incidence of Lynch syndrome. Familial Cancer. 2005;4:233-7.

[17]　Chika N, Eguchi H, Kumamoto K, et al. Prevalence of LS and Lynch-like syndrome among patients with colorectal cancer in a Japanese hospital-based population. Jpn J Clin Oncol. 2017; 47: 108-17.

[18]　Hampel H, Frankel WL, Martin E, et al. Feasibility of screening for Lynch syndrome among patients with colorectal cancer. J Clin Oncol. 2008;26:5783-8.

[19]　Moreira L, Balaguer F, Lindor N, et al. Identification of Lynch syndrome among patients with colorectal cancer. JAMA. 2012;

308:1555-65.

[20] Peltomäki P. Update on Lynch syndrome genomics. Familial Cancer. 2016;15:385-93.

[21] Wang A, McCracken J, Li Y, et al. The practice of universal screening for Lynch syndrome in newly diagnosed endometrial carcinoma. Health Sci Rep. 2018;1:e43.

[22] Umar A, Boland CR, Terdiman JP, et al. Revised Bethesda guidelines for hereditary nonpolyposis colorectal cancer(Lynch Syndrome)and microsatellite instability. J Natl Cancer Inst. 2004; 96:261-8.

[23] Walsh MD, Buchanan DD, Cummings MC, et al. Lynch syndrome-associated breast cancers:clinicopathologic characteristics of a case series from the colon cancer family registry. Clin Cancer Res. 2010;16:2214-24.

[24] Win AK, Lindor NM, Jenkins MA. Risk of breast cancer in Lynch syndrome:a systematic review. Breast Cancer Res. 2013;15:R27.

[25] Raymond VM, Mukherjee B, Wang F, et al. Elevated risk of prostate cancer among men with Lynch syndrome. J Clin Oncol. 2013;31:1713-8.

[26] Hirata K, Kanemitsu S, Nakayama Y, et al. A novel germline mutation of MSH2 in a hereditary nonpolyposis colorectal cancer patient with liposarcoma. HNPCC registry and genetic testing project of the Japanese Society for Cancer of the Colon and Rectum (JSCCR). Am J Gastroenterol. 2006;101:193-6.

[27] Nilbert M, Therkildsen C, Nissen A, et al. Sarcomas associated with hereditary nonpolyposis colorectal cancer:broad anatomical and morphological spectrum. Familial Cancer. 2009;8:209-13.

[28] Siegel RL, Miller KD, Jemal A. Cancer statistics,2020. CA Cancer J Clin. 2020; 70: 7-30. https://acsjournals. onlinelibrary. wiley. com/doi/full/10. 3322/caac. 21590.

[29] Howlader N, Noone AM, Krapcho M, et al. SEER cancer statistics review,1975-2017. National Cancer Institute,Bethesda,MD. 2020. https://seer. cancer. gov/csr/1975 _ 2017/. Based on November 2019 SEER data submission, posted to the SEER web site, April 2020.

[30] Dunlop MG, Farrington SM, Carothers AD, et al. Cancer risk

associated with germline DNA mismatch repair gene mutations. Hum Mol Genet. 1997;6:105-10.

[31] Quehenberger F, Vasen HF, van Houwelingen HC. Risk of colorectal and endometrial cancer for carriers of mutations of the hMLH1 and hMSH2 gene: correction for ascertainment. J Med Genet. 2005;42:491-6.

[32] Hampel H, Stephens JA, Pukkala E, et al. Cancer risk in hereditary nonpolyposis colorectal cancer syndrome: later age of onset. Gastroenterology. 2005;129:415-21.

[33] Jenkins MA, Baglietto L, Dowty JG, et al. Cancer risks for mismatch repair gene mutation carriers: a population-based early onset case-family study. Clin Gastroenterol Hepatol. 2006;4: 489-98.

[34] Alarcon F, Lasset C, Carayol J, et al. Estimating cancer risk in HNPCC by the GRL method. Eur J Hum Genet. 2007;15:831-6.

[35] Choi YH, Cotterchio M, McKeown-Eyssen G, et al. Penetrance of colorectal cancer among MLH1/MSH2 carriers participating in the colorectal cancer familial registry in Ontario. Hered Cancer Clin Pract. 2009;7:14.

[36] Bonadona V, Bonaïti B, Olschwang S, et al. Cancer risks associated with germline mutations in MLH1, MSH2, and MSH6 genes in Lynch syndrome. JAMA. 2011;305:2304-10.

[37] Baglietto L, Lindor NM, Dowty JG, et al. Risks of Lynch syndrome cancers for MSH6 mutation carriers. J Natl Cancer Inst. 2010;102: 193-201.

[38] Møller P, Seppälä T, Bernstein I, et al. Cancer incidence and survival in Lynch syndrome patients receiving colonoscopic and gynaecological surveillance: first report from the prospective Lynch syndrome database. Gut. 2017;66:464-72.

[39] Dominguez-Valentin M, Sampson JR, Seppälä TT, et al. Cancer risks by gene, age, and gender in 6350 carriers of pathogenic mismatch repair variants: findings from the Prospective Lynch Syndrome Database. Genet Med. 2020. https://doi.org/10.1038/s41436-0190596-9. Accessed Apr 2020.

[40] Senter L, Clendenning M, Sotamaa K, et al. The clinical phenotype of Lynch syndrome due to germ-line PMS2 mutations.

Gastroenterology. 2008;135;419-28.

[41] Møller P,Seppälä TT,Bernstein I,et al. Cancer risk and survival in path_MMR carriers by gene and gender up to 75 years of age;a report from the Prospective Lynch Syndrome Database. Gut. 2018; 67;1306-16.

[42] Hendriks Y,Wagner A,Morreau H,et al. Cancer risk in hereditary nonpolyposis colorectal cancer due to MSH6 mutations;impact on counseling and surveillance. Gastroenterology. 2004;127;17-25.

[43] Sitarz R, Skierucha M, Mielko J, et al. Gastric cancer; epidemiology, prevention, classification, and treatment. Cancer Manag Res. 2018;7;239-48.

[44] Aarnio M,Salovaara R,Aaltonen LA,et al. Features of gastric cancer in hereditary non-polyposis colorectal cancer syndrome. Int J Cancer. 1997;74;551-5.

[45] Engel C,Loeffler M,Steinke V,et al. Risks of less common cancers in proven mutation carriers with Lynch syndrome. J Clin Oncol. 2012;30;4409-15.

[46] Watson P, Vasen HFA, Mecklin JP, et al. The risk of extra-colonic, extra-endometrial cancer in the Lynch syndrome. Int J Cancer. 2008;123;444-9.

[47] Capelle LG, Van Grieken NC, Lingsma HF, et al. Risk and epidemiological time trends of gastric cancer in Lynch syndrome carriers in the Netherlands. Gastroenterology. 2010;138;487-92.

[48] Vasen H,Stormorken A,Menko F,et al. MSH2 mutation carriers are at higher risk of cancer than MLH1 mutation carriers;a study of hereditary nonpolyposis colorectal cancer families. J Clin Oncol. 2001;19;4074-80.

[49] Barrow E, Robinson L, Alduaij W, et al. Cumulative lifetime incidence of extra colonic cancers in Lynch syndrome;a report of 121 families with proven mutations. Clin Genet. 2009;75;141-9.

[50] Aarnio M, Sankila R, Pukkala E, et al. Cancer risk in mutation carriers of DNA-mismatch-repair genes. Int J Cancer. 1999; 81; 214-8.

[51] Ryan NAJ, Evans DG, Green K, et al. Pathological features and clinical behavior of Lynch syndrome-associated ovarian cancer. Gynecol Oncol. 2017;144;491-5.

[52] Ponti G, Losi L, Pedroni M, et al. Value of MLH1 and MSH2 mutations in the appearance of Muir-Torre syndrome phenotype in HNPCC patients presenting sebaceous gland tumors or keratoacanthomas. J Invest Dermatol. 2006；126：2302-7.

[53] Schwartz RA, Torre DP. The Muir-Torre syndrome：a 25-year retrospect. J Am Acad Dermatol. 1995；33：90-104.

[54] South CD, Hampel H, Comeras I, et al. The frequency of Muir-Torre syndrome among Lynch syndrome families. J Natl Cancer Inst. 2008；100：277-81.

[55] Gylling AH, Nieminen TT, Abdel-Rahman WM, et al. Differential cancer predisposition in Lynch syndrome：insights from molecular analysis of brain and urinary tract tumors. Carcinogenesis. 2008；29：1351-9.

[56] Kastrinos F, Mukherjee B, Tayob N, et al. Risk of pancreatic cancer in families with Lynch syndrome. JAMA. 2009；302：1790-5.

[57] Ryan N, Morris J, Green K, et al. Association of mismatch repair mutation with age at cancer onset in Lynch syndrome：implications for stratified surveillance strategies. JAMA Oncol. 2017；3：1702-6.

[58] Evaluation of Genomic Applications in Practice and Prevention (EGAPP) Working Group. Recommendations from the EGAPP Working Group：genetic testing strategies in newly diagnosed individuals with colorectal cancer aimed at reducing morbidity and mortality from Lynch syndrome in relatives. Genet Med. 2009；11：35-41.

[59] Lynch HT, Smyrk TC, Watson P, et al. Genetics, natural history, tumor spectrum, and pathology of hereditary nonpolyposis colorectal cancer：an updated review. Gastroenterology. 1993；104：1535-49.

[60] Talseth-Palmer BA, Wijnen JT, Grice DM, et al. Genetic modifiers of cancer risk in Lynch syndrome：a review. Fam Cancer. 2013；12：207-16.

[61] Win AK, Hopper JL, Buchanan DD, et al. Are the common genetic variants associated with colorectal cancer risk for DNA mismatch repair gene mutation carriers? Eur J Cancer. 2013；49：1578-87.

[62] Donald N, Malik S, McGuire JL, et al. The association of low penetrance genetic risk modifiers with colorectal cancer in lynch syndrome patients：a systematic review and meta-analysis. Familial

Cancer. 2018;17:43-52.

[63] Vasen HF, Nagengast FM, Khan PM. Interval cancers in hereditary non-polyposis colorectal cancer (Lynch syndrome). Lancet. 1995;345:1183-4.

[64] Aaltonen LA, Peltomäki P, Mecklin JP, et al. Replication errors in benign and malignant tumors from hereditary nonpolyposis colorectal cancer patients. Cancer Res. 1994;54:1645-8.

[65] National Comprehensive Cancer Network. NCCN clinical practice guidelines in oncology(NCCN guidelines). Genetic/familial high-risk assessment:colorectal version 3. 2019. Available via DIALOG http://www. nccn. org. Accessed Apr 2020.

[66] Giardiello FM, Allen JI, Axilbund JE, et al. Guidelines on genetic evaluation and management of Lynch syndrome: a consensus statement by the US Multi-Society Task Force on colorectal cancer. Gastroenterology. 2014;147:502-26.

[67] Ishikubo T, Nishimura Y, Yamaguchi K, et al. The clinical features of rectal cancers with high-frequency microsatellite instability (MSI-H)in Japanese males. Cancer Lett. 2004;216:55-62.

[68] Asaka S, Arai Y, Nishimura Y, et al. Microsatellite instability-low colorectal cancer acquires a KRAS mutation during the progression from Dukes'A to Dukes'B. Carcinogenesis. 2009;30:494-9.

[69] Koinuma K, Shitoh K, Miyakura Y, et al. Mutations of BRAF are associated with extensive hMLH1 promoter methylation in sporadic colorectal carcinomas. Int J Cancer. 2004;108:237-42.

[70] McGivern A, Wynter CV, Whitehall VL, et al. Promoter hypermethylation frequency and BRAF mutations distinguish hereditary non-polyposis colon cancer from sporadic MSI-H colon cancer. Familial Cancer. 2004;3:101-17.

[71] Long GV, Wilmott JS, Capper D, et al. Immunohistochemistry is highly sensitive and specific for the detection of V600E BRAF mutation in melanoma. Am J Surg Pathol. 2013;37:61-5.

[72] Sankila R, Aaltonen LA, Järvinen HJ, et al. Better survival rates in patients with MLH1-associated hereditary colorectal cancer. Gastroenterology. 1996;110:682-7.

[73] Stigliano V, Assisi D, Cosimelli M, et al. Survival of hereditary non-polyposis colorectal cancer patients compared with sporadic

colorectal cancer patients. J Exp Clin Cancer Res. 2008;27(1):39.

[74] Ryan P,Mulligan AM,Aronson M,et al. Comparison of clinical schemas and morphologic features in predicting Lynch syndrome in mutation-positive patients with endometrial cancer encountered in the context of familial gastrointestinal cancer registries. Cancer. 2012;118:681-8.

[75] Westin SN,Lacour RA,Urbauer DL,et al. Carcinoma of the lower uterine segment: a newly described association with Lynch syndrome. J Clin Oncol. 2008;26:5965-71.

[76] Soliman PT, Broaddus RR, Schmeler KM, et al. Women with synchronous primary cancers of the endometrium and ovary: do they have Lynch syndrome? J Clin Oncol. 2005;23:9344-50.

[77] Dowty JG,Win AK,Buchanan DD,et al. Cancer risks for MLH1 and MSH2 mutation carriers. Hum Mutat. 2013;34:490-7.

[78] Yamaguchi T, Furukawa Y, Nakamura Y, et al. Comparison of clinical features between suspected familial colorectal cancer type X and Lynch syndrome in Japanese patients with colorectal cancer: a cross-sectional study conducted by the Japanese Society for Cancer of the Colon and Rectum. Jpn J Clin Oncol. 2015;45:153-9.

[79] Tanakaya K, Yamaguchi T, Ishikawa H, et al. Causes of cancer death among first-degree relatives in Japanese families with Lynch syndrome. Anticancer Res. 2016;36:1985-9.

[80] Van der Post RS, Kiemeney LA, Ligtenberg MJ, et al. Risk of urothelial bladder cancer in Lynch syndrome is increased, in particular among MSH2 mutation carriers. J Med Genet. 2010;47: 464-70.

[81] Schulmann K,Brasch FE,Kunstmann E,et al. HNPCC-associated small bowel cancer: clinical and molecular characteristics. Gastroenterology. 2005;128:590-9.

[82] Lynch HT, Lynch PM, Pester J, et al. The cancer family syndrome. Rare cutaneous phenotypic linkage of Torre's syndrome. Arch Intern Med. 1981;141:607-11.

[83] Ponti G,Manfredini M,Tomasi A,et al. Muir-Torre syndrome and founder mismatch repair gene mutations: a long gone historical genetic challenge. Gene. 2016;589(2):127-32.

3 林奇综合征相关肿瘤病理

Harumi Saeki 和 Okio Hino*

摘要

林奇综合征是由 DNA 错配修复基因（包括 *MLH1*、*MSH2*、*PMS2* 和 *MSH6*）以及相关基因 *EPCAM* 突变所致，错配修复基因编码的蛋白质缺失可通过免疫组织化学染色识别，组织病理学特征可通过苏木精-伊红（H&E）染色来鉴别。大多数林奇综合征相关肿瘤的组织病理学表现为 MSI-H。根据修订版贝塞斯达(Bethesda)指南，MSI-H 结直肠癌的病理特征包括：肿瘤浸润淋巴细胞(TILs)、克罗恩样淋巴反应、黏液/印戒细胞分化或髓样生长模式。林奇综合征相关的其他类型癌症也具有独特的病理特征。为了在不进行免疫组织化学和分子生物学检测的情况下区分林奇综合征或林奇样综合征，我们应了解这些肿瘤的病理特征。

关键词

林奇综合征；高度微卫星不稳定性(MSI-H)；肿瘤浸润淋巴细胞(TILs)；克罗恩样淋巴反应；黏液细胞分化；髓样生长模式

3.1 简介

林奇综合征是由 DNA 错配修复基因（*MLH1*、*MSH2*、*PMS2*、

* H. Saeki

日本东京市，顺天堂大学医学院，病理与肿瘤学

日本东京市，顺天堂大学医学院，人体病理学

e-mail：haru-s@juntendo.ac.jp

O. Hino(✉)

日本东京市，顺天堂大学医学院，病理与肿瘤学

e-mail：ohino@juntendo.ac.jp

MSH6)和相关基因 *EPCAM* 胚系突变引起的。除了对 *MLH1*、*MSH2*、
PMS2 和 *MSH6* 进行免疫组织化学染色检测 MMR 蛋白的缺失外,病理
学家发现一些与遗传性肿瘤相关的组织病理学特征可预测 MMR 蛋白缺
失。因此,有必要了解林奇综合征患者肿瘤的组织病理学特征。

大多数林奇综合征相关肿瘤表现为高度微卫星不稳定性。尽管散发
性 MSI-H 肿瘤患者和林奇综合征相关肿瘤患者临床预后不同,但组织学
表现相似[1]。因此,MSI-H 肿瘤的组织学特征可作为林奇综合征相关肿
瘤的重要参考特征。修订版贝塞斯达指南作为林奇综合征评估标准被广
泛使用[2]。

3.2 结直肠癌

在修订版贝塞斯达指南中,MSI-H 结直肠癌的病理特征包括肿瘤浸
润淋巴细胞(TILs)、克罗恩样淋巴反应、黏液/印戒细胞分化或髓样生长
模式[2]。

3.2.1 肿瘤浸润淋巴细胞(TILs)

TILs 是肿瘤上皮中的小圆形淋巴细胞,与肿瘤周围淋巴细胞等炎性
细胞浸润相关[3]。对 TILs 进行组织学评估时,应将肿瘤上皮内淋巴细胞
而非肿瘤周围淋巴细胞视为 TILs(图 3-1(a)(b))。TILs 由 T 淋巴细胞组
成,主要是 CD3 阳性细胞。肿瘤组织 H&E 染色可见癌巢中有大量浸润
淋巴细胞,通过对 T 淋巴细胞标志物(如 CD3)进行免疫组织化学染色可
确定。已有一些关于 TILs 的客观评价标准被报道和使用,其中一种标准
是将每 0.94 mm^2 中 CD3 阳性细胞计数超过 40 个的肿瘤定义为 MSI-H
肿瘤,该方法的灵敏度为 75%,特异度为 67%[3]。

3.2.2 克罗恩样淋巴反应

克罗恩样淋巴反应指在肿瘤边缘存在有或无生发中心的淋巴滤泡[3],
而黏膜或浆膜下的淋巴滤泡不属于克罗恩样淋巴反应(图 3-2)。Jenkins
等将低倍视野下肿瘤边缘外计数不少于 4 个结节性淋巴聚集称为克罗恩
样淋巴反应[4]。

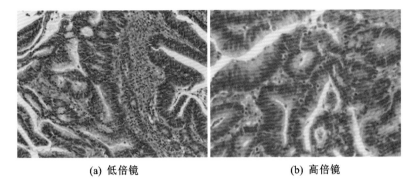

(a) 低倍镜   (b) 高倍镜

图 3-1   肿瘤浸润淋巴细胞(TILs)。(a)位于上皮细胞之间的上皮内淋巴细胞计为 TILs;(b)这些淋巴细胞周围有晕圈

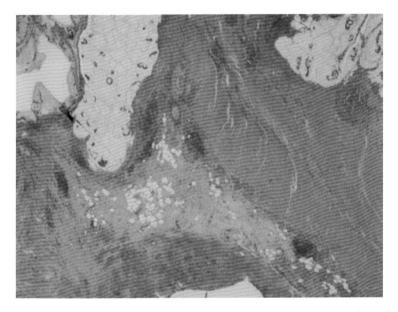

图 3-2   克罗恩样淋巴反应:肿瘤边缘存在有或无生发中心的淋巴滤泡

3.2.3 黏液/印戒细胞分化

黏液癌或印戒细胞癌常见于林奇综合征相关结直肠癌患者。尽管黏液/印戒细胞癌的各种定义有所差别,但人们普遍认为黏液/印戒细胞癌组织中至少 50% 应为黏液/印戒细胞成分[4]。在世界卫生组织(WHO)分类中,黏液癌指存在大量细胞外黏蛋白成分的病变[5](图 3-3)。印戒细胞癌在结直肠癌患者中很少见,既往报道中发病率为 1% 或更低[6]。约 15% MSI-H 腺癌是黏液癌[1]。

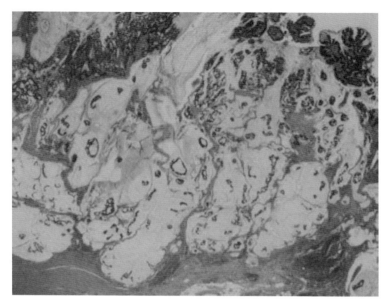

图 3-3　黏液癌(病变由细胞外黏蛋白组成,肿瘤细胞漂浮在细胞外黏蛋白上)

3.2.4　髓样生长模式

　　髓样癌的诊断标准不一,通常被定义为肿瘤周围及间质内存在明显淋巴细胞浸润[4]。这些细胞中大多数细胞核很小,且细胞质呈嗜酸性。髓样癌细胞中低分化或未分化的细胞占比高。

　　修订版贝塞斯达指南中,肿瘤浸润淋巴细胞(TILs)、克罗恩样淋巴反应、黏液/印戒细胞分化或髓样生长模式被描述为 MSI-H 肿瘤的组织学特征,其中黏液癌、低分化癌和 TILs 对识别 MSI-H 肿瘤有帮助[4]。

　　MSI-H 结直肠癌与 *BRAF* 突变相关[7],MLH1 蛋白缺失且 *BRAF* 突变的肿瘤被认为是散发性结直肠癌[8]。为区别于家族性腺瘤性息肉病,林奇综合征被归类为非息肉病综合征。临床资料显示,四个错配修复基因之一发生胚系突变的患者中有 40.7% 存在一个或多个腺瘤,4% 的患者存在十个或更多腺瘤[9]。有报道认为腺瘤是林奇综合征的癌前病变,与 MSI-H 结直肠癌有关,但这种关联尚未阐明[10]。另外,无蒂锯齿状腺瘤/息肉(SSA/P)是散发性 MSI-H 结直肠癌的癌前病变[11]。

3.3　子宫内膜癌

　　子宫内膜癌是林奇综合征相关肿瘤中第二常见的癌症。林奇综合征相关子宫内膜癌有多种组织学类型（包括未分化癌、黏液成分、横纹肌样细胞伴 TILs 或肿瘤周围淋巴细胞浸润），无特定的组织学特征。10%～15%的林奇综合征相关子宫内膜癌发生在子宫下段[12]。林奇综合征相关子宫内膜癌具有丰富的组织学亚型，子宫内膜样癌是最常见的组织学类型[12]。在免疫组织化学检测中，MMR 蛋白缺失肿瘤在组织学上经常表现为未分化或去分化，且 FIGO 分级往往更高，但这些发现对识别 MMR 胚系突变的预测价值尚不明确[13]。未分化或去分化子宫内膜样癌组织学特征与MSI 相关[14]。与结直肠癌一样，TILs（位于癌巢或腺体内的淋巴细胞）及大量的癌周淋巴细胞与子宫内膜癌 MSI 相关[12]（图 3-4）。

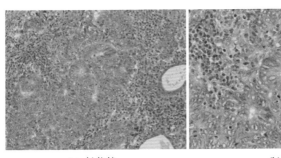

| (a) 低倍镜 | (b) 高倍镜 |

图 3-4　子宫内膜癌。（a）MSI-H 子宫内膜癌。子宫内膜样癌 FIGO 1
级。（b）TILs 和癌周淋巴细胞

年轻子宫内膜癌患者中典型的散发性子宫内膜癌与雌激素过多有关，形态为高分化型，而 MMR 缺陷子宫内膜癌的雌激素受体（ER）/孕激素受体（PR）呈低表达[13]。但其他研究显示，ER 表达与 MSI 状态没有显著相关性[15]。较高的 FIGO 分级与较低的 ER/PR 表达密切相关，并与预后不良相关[13]。

一些林奇综合征相关病例没有上述特征，或不符合阿姆斯特丹标准Ⅱ和修订版贝塞斯达指南等临床标准。对结直肠癌患者开展四种 MMR 蛋白免疫组织化学检测来筛查林奇综合征已被指南推荐，但在子宫内膜癌患者中未得到推广（尽管美国妇科肿瘤学会建议进行普遍筛查）[16]。

3.4　胃癌

胃癌是林奇综合征相关肿瘤中第三常见的癌症。在男性中，它是仅次于结直肠癌的第二常见癌症。林奇综合征患者胃癌发病率为 1.6%～18.1%[17-19]，但由于幽门螺杆菌感染，东亚国家林奇综合征患者胃癌的累积发病率显著高于西方国家[19]。低分化癌,包括印戒细胞癌(弥漫型胃癌)、肠型胃癌或黏液癌,已被认为是林奇综合征相关胃癌的特征性组织学类型[17,20]。

在林奇综合征患者(尤其是年轻患者)中,肠型胃癌比弥漫型胃癌更多见[17]。与弥漫型胃癌相比,肠型胃癌与幽门螺杆菌感染关系更密切[17]。虽然西方国家幽门螺杆菌感染率低于东亚国家,但美国指南建议,携带MMR突变基因的高患癌风险患者需要进行监测,建议在30~35岁进行食管胃十二指肠镜检查,然后根据个人风险因素每2~3年进行一次复查[21]。

3.5　其他类型的癌

林奇综合征其他相关癌症,包括卵巢癌、肾癌、骨盆癌、输尿管癌和小肠癌,也可能具有相似的病理特征。例如,林奇综合征相关卵巢癌组织学特征是典型的子宫内膜样型、透明细胞型或未分化型[12]。但其他类型癌症的病理特征尚未阐明。

3.6　结论

林奇综合征相关癌症中,结直肠癌的组织学特征已经明确,子宫内膜癌与结直肠癌具有类似的组织学特征,但其他癌症的组织学特征仍存在争议。病理学或形态学发现有助于评估患者临床病理状态,并可能为识别林奇综合征患者提供新手段。因此,临床医生需要和病理学家通力合作。

致谢　感谢 S Momose 提供的组织学图片(图 3-1、图 3-2 和图 3-3)。

▌参考文献▌

［1］ Gatalica Z,Torlakovic E. Pathology of the hereditary colorectal carcinoma. Familial Cancer. 2008;7:15-26.

［2］ Umar A,Boland CR,Jonathan P,et al. Revised Bethesda guidelines for hereditary nonpolyposis colorectal cancer(Lynch syndrome)and microsatellite instability. J Natl Cancer Inst. 2004;18:261-8.

［3］ Alexander J,Watanabe T,Wu TT,et al. Histopathological identification of colon cancer with microsatellite instability. Am J

Pathol. 2001;158:527-35.

[4] Jenkins MA, Hayashi S, O'shea AM, et al. Pathology features in Bethesda guidelines predict colorectal cancer microsatellite instability: a population-based study. Gastroenterology. 2007;133: 48-56.

[5] Bosman FT, Carneiro F, Hruban RH, et al. WHO classification of tumors of the digestive system. 4th ed. Lyon:IARC;2010.

[6] Maeda Y, Sadahiro S, Suzuki T, et al. Significance of the mucinous component in the histopathological classification of colon cancer. Surg Today. 2016;46:303-8.

[7] Shen L, Toyota M, Kondo Y, et al. Integrated genetic and epigenetic analysis identifies three different subclasses of colon cancer. Proc Natl Acad Sci U S A. 2007;104(47):18654-9.

[8] Nakagawa H, Nagasaka T, Cullings HM, et al. Efficient molecular screening of Lynch syndrome by specific 3' promoter methylation of the MLH1 or BRAF mutation in colorectal cancer with high-frequency microsatellite instability. Oncl Rep. 2009;21:1577-83.

[9] Kalady MF, Kravochuck SE, Heald B, et al. Defining the adenoma burden in Lynch syndrome. Dis Colon Rectum. 2015;58:388-92.

[10] Mecklin JP, Aarnio M, Läärä E, et al. Development of colorectal tumors in colonoscopic surveillance in Lynch syndrome. Gastroenterology. 2007;133:1093-8.

[11] Leggett B, Whitehall V. Role of the serrated pathway in colorectal cancer pathogenesis. Gastroenterology. 2010;138:2088-100.

[12] Mills AM, Longacre TA. Lynch syndrome: female genital tract cancer diagnosis and screening. Surg Pathol Clin. 2016;9:201-14.

[13] Garg K, Shih K, Barakat R, et al. Endometrial carcinomas in women aged 40 years and younger:tumors associated with loss of DNA mismatch repair proteins comprise a distinct clinicopathologic subset. Am J Surg Pathol. 2009;33:1869-77.

[14] Tafe LJ, Garg K, Chew I, et al. Endometrial and ovarian carcinomas with undifferentiated components:clinically aggressive and frequently underrecognized neoplasms. Mod Pathol. 2010;23: 781-9.

[15] Saeki H, Hlaing MT, Horimoto Y, et al. Usefulness of immunohistochemistry for mismatch repair protein and

microsatellite instability examination in adenocarcinoma and background endometrium of sporadic endometrial cancer cases. J Obstet Gynaecol Res. 2019;45:2037-42.

[16] Adar T, Rodgers LH, Shannon KM, et al. Universal screening of both endometrial and colon cancers increases the detection of Lynch syndrome. Cancer. 2018;124:3145-53.

[17] Aarnio M, Salovaara R, Aaltonen LA, et al. Features of gastric cancer in hereditary non-polyposis colorectal cancer syndrome. Int J Cancer. 1997;74:551-5.

[18] Capelle LG, Van Grieken NCT, Lingsma HF, et al. Risk and epidemiological time trends of gastric cancer in Lynch syndrome carriers in the Netherlands. Gastroenterology. 2010;138:487-92.

[19] Saita C, Yamaguchi T, Horiguchi S, et al. Tumor development in Japanese patients with Lynch syndrome. PLoS One. 2018; 13:e0195572.

[20] Pavlidis P, Arqoub HA, Hayee BH. Gastric lesion in a patient with Lynch syndrome. Gastroenterology. 2017;153:e5-e6.

[21] Giardiello FM, Allen JI, Axilbund JE, et al. Guidelines on genetic evaluation and management of Lynch syndrome: a consensus statement by the US Multi-society Task Force on colorectal cancer. Am J Gastroenterol. 2014;109:1159-79.

4　错配修复蛋白免疫组织化学

Shigeki Sekine*

摘要

临床中,错配修复(MMR)蛋白免疫组织化学检测已越来越多地用于确定 MMR 状态,包括林奇综合征的筛查。除评估 MMR 状态外,免疫组织化学检测还可用于检测 MMR 缺陷基因,这有助于加快筛选流程。常规多聚甲醛固定、石蜡包埋的肿瘤标本免疫组织化学检测结果直观反映了MMR 表达水平。但几种特殊的染色模式需要仔细识别以做出正确评估。本章主要讨论林奇综合征筛查过程中 MMR 蛋白免疫组织化学检测的背景和实际应用中存在的问题。

关键词

林奇综合征;免疫组织化学;筛查;结直肠癌;子宫内膜癌

4.1　引文

林奇综合征由错配修复(MMR)基因 *MLH1*、*MSH2*、*PMS2*、*MSH6* 胚系突变或 *EPCAM* 缺失导致 *MSH2* 表观遗传沉默引起[1,2]。林奇综合征患者多种癌症(包括结直肠癌、子宫内膜癌和尿路上皮癌等[3,4])发病风险增加。大多数林奇综合征相关肿瘤体细胞和生殖细胞 MMR 基因突变,呈现 MMR 缺陷状态。因此,检测 MMR 状态可排除非林奇综合征肿瘤。

* S. Sekine(✉)

日本东京市,国立癌症中心,病理与临床实验室

e-mail:sekine@ncc.go.jp

最近的研究还发现 MMR 状态与肿瘤对免疫检查点抑制剂的反应密切相关[5,6]。基于此,MMR 状态被认为是预测免疫检查点抑制剂疗效的一种极佳生物标志物。

临床上目前有两种不同的检测方法确定 MMR 状态:MMR 蛋白免疫组织化学检测和微卫星不稳定性(MSI)检测。这两种方法都可以在多聚甲醛固定、石蜡包埋的肿瘤标本上进行。尽管技术原理不同,但在 MMR 状态的评估方面结果高度一致[7,8]。目前,MMR 蛋白免疫组织化学检测相较于 MSI 检测更受欢迎,因为其可在大多数病理实验室进行,且检测时间更短。此外,MMR 蛋白免疫组织化学检测可以对 MMR 突变基因进行预测,有助于林奇综合征的筛查。

4.2　一抗的选择

每个 MMR 蛋白都有几种一抗用于检测。根据经验,这些抗体在特异性和敏感性方面表现出一些差异。北欧免疫组织化学质量控制机构(Nordic immunohistochemical Quality Control, NordiQC)网站(www.nordiac.org)可帮助选择合适的 MMR 蛋白免疫组织化学染色抗体。该网站还提供有关抗原检索方法和染色系统的信息。

4.3　免疫组织化学结果的解释

对四种 MMR 蛋白(MLH1、MSH2、PMS2 和 MSH6)进行免疫组织化学染色可识别出 MMR 缺陷肿瘤。MMR 功能完整的细胞保留所有四种MMR 蛋白的表达(图 4-1),而任何一种 MMR 蛋白缺失则表明 MMR 缺陷。染色结果应报告为表达完整或表达缺失,而非阴性或阳性,以避免将阴性/阳性染色结果误判为 MMR 缺陷的阴性/阳性结果[9]。MMR 蛋白免疫组织化学检测可以准确地判断出 MMR 突变基因及 MMR 状态,这是该方法相对于 MSI 检测的一个主要优势。然而,MMR 基因突变并不总是导致相应 MMR 蛋白的分离缺失。表 4-1 显示了 MMR 基因缺陷与免疫组织化学染色结果的关系,可见 MLH1 缺失伴随着 PMS2 的丢失(图4-2),MSH2 缺失与 MSH6 的丢失相关。而 PMS2 和 MSH6 突变导致各自编码的蛋白质单独丢失。上述结果说明 MMR 蛋白异二聚体的形成与其功能及稳定性密切相关[10]。

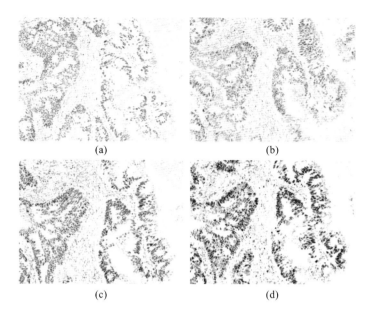

（a）　　　　　　　　　　　　　（b）

（c）　　　　　　　　　　　　　（d）

图 4-1　结肠癌完整的错配修复（MMR）蛋白表达。四种 MMR 蛋白，MLH1（a），PMS2（b），MSH2（c），MSH6（d）在肿瘤细胞中弥散表达，表明 MMR 状态完好

表 4-1　错配修复（MMR）蛋白免疫组织化学与 MMR 缺陷基因的关系

项目		免疫组织化学染色结果			
		MLH1	MSH2	PMS2	MSH6
MMR 缺陷基因	*MLH1*	−	＋	−	＋
	MSH2	＋	−	＋	−
	PMS2	＋	＋	−	＋
	MSH6	＋	＋	＋	−

　　林奇综合征相关 MMR 蛋白作为异二聚体发挥作用。MSH2 是 MutS 复合物的重要组成部分，可以与 MSH6 或 MSH3 形成异二聚体（图 4-3）。因此，MSH2 失活会导致 MutS 复合物无法形成，进而导致 MSH2 和 MSH6 同时缺失。相较之下，MSH6 失活只导致 MSH6 孤立缺失，因为 MSH2-MSH3 异二聚体仍然保持完整。同样，MLH1 是 MutL 复合物的一个重要组成部分，可与 PMS2、PMS1 或 MLH3 形成异二聚体。因此，MLH1 失活会导致 MLH1 和 PMS2 同时缺失，而 PMS2 失活仅导致 PMS2 孤立缺失。在每个病例中，单个 MMR 基因缺陷会导致特定的

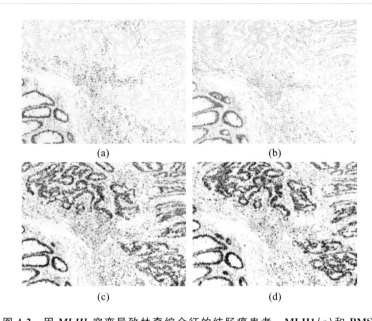

(a)　　　　　　　　　　(b)

(c)　　　　　　　　　　(d)

图 4-2　因 *MLH1* 突变导致林奇综合征的结肠癌患者。MLH1(a)和 PMS2
　　　　(b)在肿瘤细胞中表达缺失,而 MSH2(c)和 MSH6(d)表达正常。注
　　　　意正常组织腺体(左下)和间质细胞表达所有的 MMR 蛋白

MMR 蛋白丢失模式。因此,免疫组织化学检测使我们能够评估有缺陷的
MMR 基因。

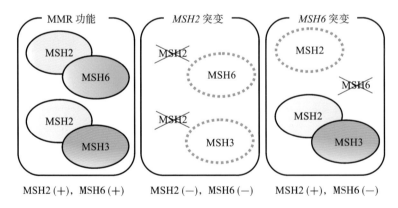

图 4-3　MMR 基因缺陷与 MutS 复合物蛋白表达的关系。MSH2 与 MSH6
　　　　(MutSα)或 MSH3(MutSβ)形成 MutS 异二聚体。这些异二聚体的形成对
　　　　蛋白质的稳定性至关重要。由于 MSH2 是这两种复合物的重要组成部
　　　　分,*MSH2* 突变会损害这两种复合物的形成,导致 MSH2 以及 MSH6 的缺
　　　　失。相较之下,*MSH6* 突变导致 MSH6 的单独缺失,因为 MSH2-MSH3 复
　　　　合物仍然保留。MSH3 的缺失不会导致典型的 MMR 缺失表型。MLH1
　　　　和 PMS2 之间也存在类似的关系,它们可形成 MutL 异二聚体

与其他免疫组织化学研究一样,阳性对照对于证实 MMR 蛋白免疫组织化学染色的有效性非常重要。从林奇综合征患者获得的样本中正常增殖细胞表达所有四种 MMR 蛋白,可作为内部阳性对照。虽然肿瘤中染色结果通常呈现为弥漫性核染色或 MMR 蛋白表达完全缺失,但染色强度可能不同,且有些病例表现出明显的异质性,这可能与固定条件和染色程序差异有关。对于完整 MMR 蛋白表达的判断依据尚未达成共识。美国病理学家协会认为,肿瘤细胞核内的任何阳性反应都应被认定完整表达[9]。一些学者认为 5% 或 10% 阳性的细胞核染色是一个临界值[11,12]。

MSH2 缺失病例中,EPCAM 染色可用于识别由 EPCAM 缺失引起的林奇综合征。但免疫组织化学检测对 EPCAM 的敏感性有限,因为若体细胞突变直接使 MSH2 失活,EPCAM 的表达仍然保留[13]。

4.4 染色结果异常

大多数情况下,MMR 蛋白免疫组织化学染色结果显示所有四种蛋白质完整表达或一种或两种蛋白质弥漫性缺失。然而,有几种"例外的"染色模式需要仔细识别,以准确评估染色结果。

4.4.1 功能缺陷突变体的 MMR 蛋白表达

大多数 MMR 基因功能缺失突变会导致相应蛋白产物的缺失。但有些突变,尤其是错义突变,会导致功能缺陷蛋白的表达。据报道,这种现象在 MLH1 突变的林奇综合征病例中更为常见[14]。这些 MLH1 突变主要导致 PMS2 的单独缺失并反映其功能障碍。因此,免疫组织化学可以有效地检测到大多数 MLH1 错义突变病例中存在 MMR 缺陷。

需要注意的是,在某些情况下,功能缺陷的 MMR 蛋白表达,免疫组织化学检测无法发现任何异常。如果临床结果强烈提示林奇综合征,即使发现所有 MMR 蛋白表达完整,也应考虑 MSI 检测。

4.4.2 新辅助化疗相关的 MSH6 缺失

经新辅助化疗治疗的结直肠癌可能表现出明显的 MSH6 表达减少或仅核仁染色表达[15,16]。一般来说,这些病例与 MSH6 胚系突变无关。在这些病例中,对治疗前活检标本的再次分析将提供可靠的结果。

4.4.3 MMR 蛋白的局部缺失

MMR 缺陷发生在林奇综合征相关结直肠癌肿瘤发生的早期阶段,因此 MMR 蛋白缺失主要是弥漫性的,表明使用活检标本对 MMR 蛋白进行免疫组织化学分析是合理的[17,18]。此外还可能观察到 MMR 蛋白的局灶性缺失,这可能与其他 MMR 蛋白的弥漫性缺失有关,最常见的例子是 MSH6 局灶性缺失与 MLH1 和 PMS2 弥漫性缺失有关(图 4-4)。这种现象是 *MSH6* 的二次突变导致,*MSH6* 的编码序列中包含三个单核苷酸重复序列(A7、C8、T7),可在 MSH6 局灶性缺失的结直肠癌病例中观察到这些重复序列中的移码突变[15,19]。

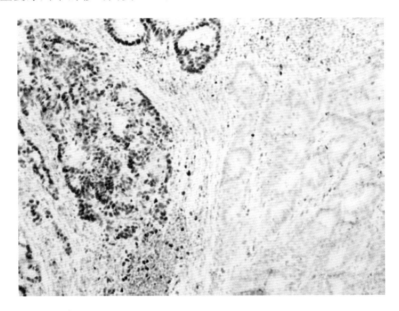

图 4-4 结肠癌中 *MSH6* 的异质性缺失。该结肠癌标本来自一例 *MLH1* 胚系突变的林奇综合征患者,除了 *MLH1* 和 *PMS2* 弥漫性缺失外,还显示 *MSH6* 异质性缺失

4.4.4 MMR 蛋白定位异常

临床上很少有 MSH2 定位到细胞质的报道,图 4-5 为一例胚系 *EPCAM-MSH2* 融合病例[20]。

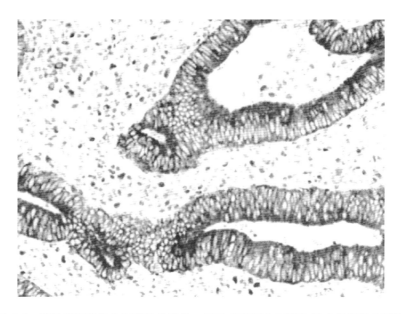

图 4-5 结肠癌细胞质中 **MSH2** 的表达。胚系 *EPCAM*-*MSH2* 融合林奇综合征结肠癌患者的标本显示 **MSH2** 仅在肿瘤细胞质中表达

4.4.5 结构性错配修复缺陷综合征

由于林奇综合征患者存在 MMR 基因杂合突变,患者的正常组织中仍保留 MMR 蛋白表达[21,22]。但结构性错配修复缺陷综合征患者表现为纯合性 MMR 基因突变,所有细胞(包括非肿瘤细胞)中 MMR 蛋白表达完全缺失。除了林奇综合征常见癌症外,结构性错配修复缺陷综合征患者也常患胶质母细胞瘤和淋巴瘤,且肿瘤发病年龄通常较小,多发生于 10 岁之前。

4.4.6 MLH1 的假阳性表达

一些研究报道了在 *MLH1* 启动子甲基化的肿瘤中,肿瘤细胞核存在点状 MLH1 表达,这与 PMS2 的表达缺失有关[23,24]。研究认为,这种 MLH1 的假阳性表达多出现在使用抗 MLH1 抗体 M1 情况下,使用 ES05 抗体时未观察到,提示可能与抗 MLH1 抗体有关。

4.4.7 *MSH2* 缺陷肿瘤中 MSH6 的表达

MSH2 突变主要导致 MSH2 和 MSH6 的表达缺失。临床通过使用敏感的抗 MSH6 抗体,可以在 *MSH2* 缺陷肿瘤中检测到 MSH6 的表达(图 4-6)[25]。即使在这些情况下,MSH6 的表达也比正常组织细胞弱。

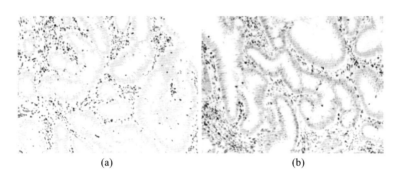

(a)   (b)

图 4-6　**MSH6 在 MSH2 缺失的结肠癌中弱表达。(a)肿瘤细胞 MSH2 弥漫性缺失。(b)MSH6 表达,但染色强度比非肿瘤基质细胞弱得多。该患者为 *MSH2* 胚系突变**

4.5　林奇综合征伴有结直肠癌患者的筛查

有几种算法推荐用免疫组织化学筛查结直肠癌患者是否患有林奇综合征。尽管这些算法不尽相同,但它们都整合了对 *BRAF* 突变和(或)*MLH1* 启动子甲基化的分析,以减少需要进行胚系突变分析的病例数。通过免疫组织化学检测可排除 MMR 蛋白表达正常的肿瘤,通过额外的分子检测(*BRAF* 突变和(或)*MLH1* 启动子甲基化分析)可以排除大部分散发性 MMR 缺陷肿瘤。

大多数散发性 MMR 缺陷结直肠癌患者表现为 *MLH1* 启动子甲基化所致的 MLH1 表达缺失,而 *MSH2*、*PMS2*、*MSH6* 突变的肿瘤则更可能与林奇综合征相关[26]。此外,在 MLH1 表达缺失的散发性结直肠癌患者中已经检测出特异性的 *BRAF* V600E 突变[27,28]。因此,除了免疫组织化学检测外,*BRAF* V600E 突变和(或)*MLH1* 启动子甲基化分析可大大减少需要进行胚系突变检测的患者数量。

需要注意的是，并非所有 *MSH2*、*PMS2* 和 *MSH6* 突变的结直肠癌都与林奇综合征有关。此外，一小部分 MLH1 表达缺失的散发性结直肠癌病例缺乏 *MLH1* 启动子甲基化，而是存在 *MLH1* 突变失活。这些具有体细胞 MMR 基因突变的散发性 MMR 缺陷型结直肠癌称为"林奇样综合征"[29,30]。由于这些肿瘤没有 *BRAF* V600E 突变和 *MLH1* 启动子甲基化，若未进行体细胞和（或）胚系 MMR 基因测序，则无法将它们与林奇综合征相关的结直肠癌区分开来。因此，虽然免疫组织化学检测和其他辅助检测相结合能够有效地筛查林奇综合征相关结直肠癌，但林奇综合征需要通过胚系突变检测确诊。

结直肠腺瘤可用于筛查林奇综合征，但一部分腺瘤，特别是来自林奇综合征患者的低级别小腺瘤保留了 MMR 蛋白的表达[31-33]，因此，开展结直肠腺瘤标本筛查存在灵敏度降低风险。林奇综合征也可以用转移性肿瘤标本进行筛查，因为已有报道称原发肿瘤与转移性肿瘤之间存在高度一致性[34]。

4.6 林奇综合征非结直肠癌肿瘤患者筛查

子宫内膜癌是另一种重要且常见的林奇综合征相关恶性肿瘤，临床上筛查林奇综合征相关的子宫内膜癌很有必要[8,35]。筛查子宫内膜癌的主要问题是 MMR 缺陷的散发性病例患病率较高，20％～30％的散发性子宫内膜癌患者表现为 MMR 缺陷和 MLH1 表达缺失[36]。不幸的是，*BRAF* 突变检测不能用于排除林奇综合征结肠外肿瘤散发性病例，但 *MLH1* 启动子甲基化分析仍然是排除散发性病例的有效方法，也适用于子宫内膜癌的筛查[8]。如果不能进行 *MLH1* 启动子甲基化分析，临床病理结果，包括患者年龄、个人病史、家族史和肿瘤形态，也可用于识别林奇综合征风险较高的个体[37,38]。但基于临床病理结果的筛查可能会漏诊一部分林奇综合征患者[39]。

尿路上皮癌，特别是上尿路上皮癌，也是一种林奇综合征相关恶性肿瘤。先前的研究表明，上尿路上皮癌患者中林奇综合征的发病率为 1％～5％，这表明对林奇综合征进行普遍筛查很有必要[40-42]。

皮脂腺肿瘤也是林奇综合征的并发症（图 4-7）。尽管皮脂腺肿瘤发病率较低，但林奇综合征相关皮脂腺肿瘤的筛查可能值得考虑（散发性皮脂腺肿瘤很少见）[43]。

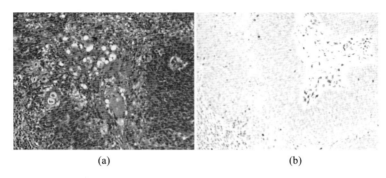

(a)   (b)

图 4-7　林奇综合征患者皮脂腺肿瘤。皮脂腺肿瘤局部表现为泡沫状细胞质(a)。肿瘤细胞 **MSH2** 弥漫性缺失(b)

4.7　总结

　　免疫组织化学检测 MMR 蛋白是筛查林奇综合征患者的重要方法，可有效识别 MMR 缺陷肿瘤。然而，由于存在技术问题和非常规染色模式，染色结果的解读常常具有挑战性。了解 MMR 蛋白异常表达的分子背景和识别非典型染色模式对正确评估 MMR 蛋白免疫组织化学检测结果和正确识别林奇综合征高危患者非常重要。

▌参考文献▐

［1］　Vasen HF. Review article：the Lynch syndrome（hereditary nonpolyposis colorectal cancer）. Aliment Pharmacol Ther. 2007；26（Suppl 2）：113-26.

［2］　Lynch HT，Snyder CL，Shaw TG，et al. Milestones of Lynch syndrome：1895-2015. Nat Rev Cancer. 2015；15：181-94.

［3］　Barrow E，Hill J，Evans DG. Cancer risk in Lynch syndrome. Familial Cancer. 2013；12：229-40.

［4］　Bonadona V，Bonaïti B，Olschwang S，et al. Cancer risks associated with germline mutations in MLH1，MSH2，and MSH6 genes in Lynch syndrome. JAMA. 2011；305：2304-10.

［5］　Le DT，Uram JN，Wang H，et al. PD-1 blockade in tumors with mismatch-repair deficiency. N Engl J Med. 2015；372：2509-20.

［6］　Le DT，Durham JN，Smith KN，et al. Mismatch repair deficiency predicts response of solid tumors to PD-1 blockade. Science. 2017；357：409-13.

[7] Shia J. Immunohistochemistry versus microsatellite instability testing for screening colorectal cancer patients at risk for hereditary nonpolyposis colorectal cancer syndrome. Part Ⅰ. The utility of immunohistochemistry. J Mol Diagn. 2008；10：293-300.

[8] Stelloo E，Jansen AML，Osse EM，et al. Practical guidance for mismatch repair-deficiency testing in endometrial cancer. Ann Oncol. 2017；28：96-102.

[9] Bartley AN，Hamilton SR，Alsabeh R，et al. Template for reporting results of biomarker testing of specimens from patients with carcinoma of the colon and rectum. Arch Pathol Lab Med. 2014；138：166-70.

[10] Boland CR，Koi M，Chang DK，et al. The biochemical basis of microsatellite instability and abnormal immunohistochemistry and clinical behavior in Lynch syndrome：from bench to bedside. Familial Cancer. 2008；7：41-52.

[11] Chen W，Frankel WL. A practical guide to biomarkers for the evaluation of colorectal cancer. Mod Pathol. 2019；32（Suppl 1）：1-15.

[12] Pai RK，Pai RK. A practical approach to the evaluation of gastrointestinal tract carcinomas for Lynch syndrome. Am J Surg Pathol. 2016；40：e17-34.

[13] Kloor M，Voigt AY，Schackert HK，et al. Analysis of EPCAM protein expression in diagnostics of Lynch syndrome. J Clin Oncol. 2011；29：223-7.

[14] de Jong AE，van Puijenbroek M，Hendriks Y，et al. Microsatellite instability，immunohistochemistry，and additional PMS2 staining in suspected hereditary nonpolyposis colorectal cancer. Clin Cancer Res. 2004；10：972-80.

[15] Shia J，Zhang L，Shike M，et al. Secondary mutation in a coding mononucleotide tract in MSH6 causes loss of immunoexpression of MSH6 in colorectal carcinomas with MLH1/PMS2 deficiency. Mod Pathol. 2013；26：131-8.

[16] Bao F，Panarelli NC，Rennert H，et al. Neoadjuvant therapy induces loss of MSH6 expression in colorectal carcinoma. Am J Surg

Pathol. 2010;34:1798-804.

[17] Kumarasinghe AP,de Boer B,Bateman AC,et al. DNA mismatch repair enzyme immunohistochemistry in colorectal cancer: a comparison of biopsy and resection material. Pathology. 2010;42: 414-20.

[18] Shia J,Stadler Z,Weiser MR,et al. Immunohistochemical staining for DNA mismatch repair proteins in intestinal tract carcinoma: how reliable are biopsy samples? Am J Surg Pathol. 2011;35: 447-54.

[19] Graham RP,Kerr SE,Butz ML,et al. Heterogenous MSH6 loss is a result of microsatellite instability within MSH6 and occurs in sporadic and hereditary colorectal and endometrial carcinomas. Am J Surg Pathol. 2015;39:1370-6.

[20] Sekine S, Ogawa R, Saito S, et al. Cytoplasmic MSH2 immunoreactivity in a patient with Lynch syndrome with an EPCAM-MSH2 fusion. Histopathology. 2017;70:664-9.

[21] Wimmer K, Kratz CP, Vasen HF, et al. Diagnostic criteria for constitutional mismatch repair deficiency syndrome:suggestions of the European consortium 'care for CMMRD'(C4CMMRD). J Med Genet. 2014;51;355-65.

[22] Vasen HF, Ghorbanoghli Z, Bourdeaut F, et al. Guidelines for surveillance of individuals with constitutional mismatch repair-deficiency proposed by the European Consortium "Care for CMMR-D"(C4CMMR-D). J Med Genet. 2014;51;283-93.

[23] Niu BT, Hammond RFL, Leen SLS, et al. Artefactual punctate MLH1 staining can lead to erroneous reporting of isolated PMS2 loss. Histopathology. 2018;73:703-5.

[24] Loughrey MB, Dunne PD, Coleman HG, et al. Punctate MLH1 mismatch repair immunostaining in colorectal cancer. Histopathology. 2018;74(5):795-7.

[25] Pearlman R, Markow M, Knight D, et al. Two-stain immunohistochemical screening for Lynch syndrome in colorectal cancer may fail to detect mismatch repair deficiency. Mod Pathol. 2018;31:1891-900.

[26] Kane MF,Loda M,Gaida GM,et al. Methylation of the hMLH1 promoter correlates with lack of expression of hMLH1 in sporadic

colon tumors and mismatch repair-defective human tumor cell lines. Cancer Res. 1997;57;808-11.

[27] Parsons MT, Buchanan DD, Thompson B, et al. Correlation of tumour BRAF mutations and MLH1 methylation with germline mismatch repair(MMR)gene mutation status;a literature review assessing utility of tumour features for MMR variant classification. J Med Genet. 2012;49;151-7.

[28] Adar T, Rodgers LH, Shannon KM, et al. A tailored approach to BRAF and MLH1 methylation testing in a universal screening program for Lynch syndrome. Mod Pathol. 2017;30;440-7.

[29] Mensenkamp AR, Vogelaar IP, van Zelst-Stams WA, et al. Somatic mutations in MLH1 and MSH2 are a frequent cause of mismatch-repair deficiency in Lynch syndrome-like tumors. Gastroenterology. 2014;146;643-6. e8.

[30] Rodríguez-Soler M, Pérez-Carbonell L, Guarinos C, et al. Risk of cancer in cases of suspected lynch syndrome without germline mutation. Gastroenterology. 2013;144;926-32. e1;quiz e13-4.

[31] De Jong AE, Morreau H, Van Puijenbroek M, et al. The role of mismatch repair gene defects in the development of adenomas in patients with HNPCC. Gastroenterology. 2004;126;42-8.

[32] Sekine S, Mori T, Ogawa R, et al. Mismatch repair deficiency commonly precedes ade-noma formation in Lynch syndrome-associated colorectal tumorigenesis. Mod Pathol. 2017; 30; 1144-51.

[33] Yurgelun MB, Goel A, Hornick JL, et al. Microsatellite instability and DNA mismatch repair protein deficiency in Lynch syndrome colorectal polyps. Cancer Prev Res(Phila). 2012;5;574-82.

[34] Haraldsdottir S, Roth R, Pearlman R, et al. Mismatch repair deficiency concordance between primary colorectal cancer and corresponding metastasis. Familial Cancer. 2016;15;253-60.

[35] Hampel H, Frankel W, Panescu J, et al. Screening for Lynch syndrome (hereditary nonpolyposis colorectal cancer) among endometrial cancer patients. Cancer Res. 2006;66;7810-7.

[36] Cancer Genome Atlas Research Network, Kandoth C, Schultz N, et al. Integrated genomic characterization of endometrial carcinoma. Nature. 2013;497;67-73.

[37] Rabban JT,Calkins SM,Karnezis AN,et al. Association of tumor morphology with mismatch-repair protein status in older endometrial cancer patients: implications for universal versus selective screening strategies for Lynch syndrome. Am J Surg Pathol. 2014;38:793-800.

[38] Moline J,Mahdi H,Yang B,et al. Implementation of tumor testing for lynch syndrome in endometrial cancers at a large academic medical center. Gynecol Oncol. 2013;130:121-6.

[39] Mills AM, Liou S, Ford JM, et al. Lynch syndrome screening should be considered for all patients with newly diagnosed endometrial cancer. Am J Surg Pathol. 2014;38:1501-9.

[40] Ju JY,Mills AM,Mahadevan MS,et al. Universal Lynch syndrome screening should be per-formed in all upper tract urothelial carcinomas. Am J Surg Pathol. 2018;42:1549-55.

[41] Harper HL,McKenney JK,Heald B,et al. Upper tract urothelial carcinomas: frequency of association with mismatch repair protein loss and lynch syndrome. Mod Pathol. 2017;30:146-56.

[42] Metcalfe MJ, Petros FG, Rao P, et al. Universal point of care testing for Lynch syndrome in patients with upper tract urothelial carcinoma. J Urol. 2018;199:60-5.

[43] Everett JN, Raymond VM, Dandapani M, et al. Screening for germline mismatch repair mutations following diagnosis of sebaceous neoplasm. JAMA Dermatol. 2014;150:1315-21.

5 林奇综合征基因分析

Izumi Miyabe,Keisuke Tanaka 和 Kiwamu Akagi*

摘要

自免疫检查点抑制剂被批准用于治疗错配修复缺陷肿瘤(不依赖组织病理类型)以来,林奇综合征基因检测在临床中发挥越来越重要的作用。然而,需要做大量的工作以识别林奇综合征基因(*MLH1*、*MSH2*、*MSH6*、*PMS2*、*EPCAM*)中的致病性突变。因此,在临床实践中,需要采取高效、省时的方法。采用分子条形码和二代测序(NGS)的多基因组合检测可在一次检测中检测单核苷酸变异(SNV)、小片段插入/缺失和拷贝数变异(CNV)。虽然该技术难以检测到一些复杂的突变,如大片段插入/缺失、倒置和复杂重排等,但为诊断林奇综合征提供了更多手段。

关键词

错配修复基因;*MLH1*;*MSH2*;*MSH6*;*PMS2*;*EPCAM*;Sanger 序列;多重连接依赖探针扩增(MLPA);二代测序(NGS);多基因组合检测

5.1 林奇综合征的致病基因

林奇综合征(LS)由错配修复(MMR)基因胚系致病性突变引起[1]。MMR 通路可纠正 DNA 复制过程中 DNA 聚合酶错误插入导致的碱基-碱基错配或插入/缺失错配。林奇综合征是一种常染色体显性遗传病,四种MMR 基因(*MLH1*、*MSH2*、*MSH6*、*PMS2*)之一出现杂合致病性突变可

──────────
* I. Miyabe・K. Tanaka・K. Akagi(✉)
日本埼玉县,埼玉癌症中心,分子诊断与癌症预防
e-mail:akagi@cancer-c. pref. saitama. jp

导致林奇综合征。此外,*EPCAM*(不参与 MMR 通路)转录终止子胚系缺失可通过抑制 *MSH2* 表达导致林奇综合征[2]。除基因组 DNA 序列改变外,也有报道称 *MLH1* 启动子胞嘧啶甲基化导致结构失活同样可引发林奇综合征症状,但不一定遗传[3,4]。

MMR 通路是 DNA 错配修复的主要机制之一,从原核生物到高等真核生物都高度保守。MutS 和 MutL 在原核生物和真核生物 MMR 通路中都起核心作用。原核生物的 MutS 和 MutL 作为同源二聚体发挥作用,真核生物的 MutS 和 MutL 具有多个同源蛋白,通过形成异二聚体发挥作用。在真核生物中,MutS 异二聚体 MutSα 由 MSH2 和 MSH6 组成,识别并结合错配的 DNA。ATP 和 MutS 结合到错配的 DNA,引起 MutS 构象变化,使 MutS 与主要的 MutL 异二聚体 MutLα(由 MLH1 和 PMS2 组成)相互作用。随后,MutLα 被激活,切割新合成的 DNA 链,DNA 末端被用于消除复制错误[5,6]。

MMR 通路失活导致自发突变率升高,其中短串联重复序列的插入和缺失称为微卫星不稳定性(MSI)。MSI 是林奇综合征的一个显著特征。四种 MMR 基因之一的胚系双等位基因失活可导致结构性错配修复缺陷综合征(CMMRD),也称为错配修复癌症综合征(MMRCS)(OMIM♯276300)。CMMRD 是一种罕见的儿童癌症易感性综合征[7]。CMMRD 的癌症谱与林奇综合征明显不同,其中脑肿瘤最常见,其次是胃肠道和血液系统恶性肿瘤。

5.1.1 *MLH1*

MLH1 位于 3 号染色体 3p22.2,长度约 57 kb,包含 19 个外显子,编码 756 个氨基酸组成的蛋白质。MLH1 蛋白包含一个 ATP 酶结构域和蛋白-蛋白相互作用结构域(图 5-1(a))。*MLH1* 与 *PMS2* 的产物发生异二聚反应,形成 MutLα 复合体。MutLα 以 ATP 依赖的方式发挥核酸酶作用。

5.1.2 *MSH2*

MSH2 位于 2 号染色体 2p21 和 2p16 之间,全长约 80 kb,包含 16 个外显子,编码 934 个氨基酸组成的蛋白质。MSH2 包含 DNA 结合结构域、ATP 酶结构域和蛋白-蛋白相互作用结构域,与 MSH6 结合形成 MutSα。MSH2 和 MSH6 在结构上分为 5 个域:①DNA 错配结合域;②错配结合域与操纵杆之间的连接蛋白;③操纵杆;④钳位,操纵杆被钳位中

断,允许非特异性 DNA 结合,异二聚体的构象变化需要操纵杆和钳位;
⑤ATP 酶结构域(图 5-1(b))。

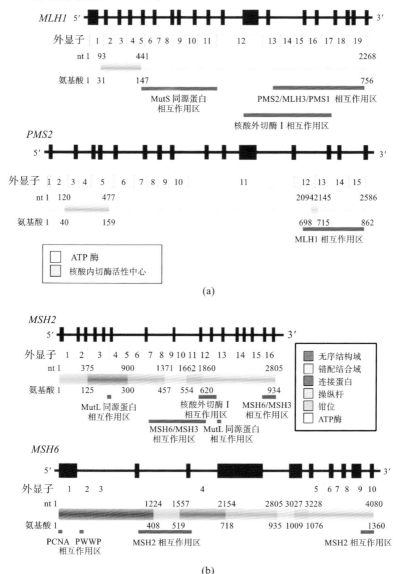

图 5-1　MMR 基因和蛋白示意图。(a)MutLα 亚基。上、下示意图分别为
MLH1 和 PMS2。(b)MutSα 亚基。上、下示意图分别为 MSH2 和
MSH6。黑色柱子代表基因的内含子,白色柱子代表基因的外显
子,彩色柱子代表每个蛋白质的功能域和相互作用域。(c)PMS2
假基因。PMS2 和 PMS2CL 基因在 7 号染色体上的位置,以及
PMS2 与假基因的同源性。Tel 和 Cen 分别代表端粒和着丝粒

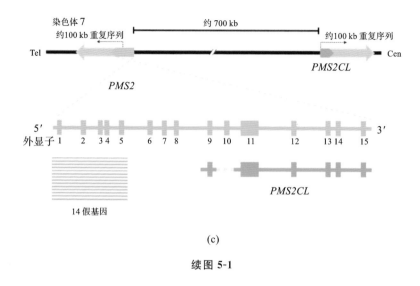

续图 5-1

5.1.3 *MSH6*

MSH6 位于 MSH2 下游约 300 kb 的 2p16.3,全长约 24 kb,包含 10 个外显子,编码 1360 个氨基酸组成的蛋白质。除了 MutS 同源物具有的五个结构域,MSH6 在 N 端还有一个独特的无序结构域。N 端结构域包含一个增殖细胞核抗原(PCNA)基序,提供非特异性 DNA 蛋白结合的 PWWP 序列及多个磷酸化位点(图 5-1(b))。

5.1.4 *PMS2*

PMS2 位于 7p22,长度约 36 kb,包含 15 个外显子,编码 862 个氨基酸组成的蛋白质。PMS2 与 MLH1 组成异二聚体。PMS2 的 C 端结构域与 MLH1 结合,其中具有切开新生链的内切酶活性位点。

由于存在大量假基因,*PMS2* 的遗传分析较为困难。已经鉴定出 15 个假基因,均位于 7 号染色体上。其中 14 个假基因与 *PMS2* 的部分或全部外显子(外显子 1～5)具有相似性,而 *PMS2CL*(*PMS2* C 端假基因)与 *PMS2* 的外显子 9 和 11～15 高度同源(图 5-1(c))[8,9]。*PMS2CL* 以大片段反向重复(～100 kb)形式存在。有报道称,*PMS2CL* 与 *PMS2* 之间存在序列转移,进而导致 *PMS2* 变异分析困难且不准确[10,11]。因此,*PMS2* 的 3' 端需要单独分析(见下文)。

5.1.5　*EPCAM*

EPCAM 位于 *MSH2* 上游 2p21,长度约 16 kb,包含 9 个外显子,编码 862 个氨基酸组成的蛋白质。EPCAM 本身不参与 MMR 通路。但当 *EPCAM* 的转录终止子缺失时,转录继续向 MSH2 进行,导致 MSH2 启动 子发生甲基化沉默。

5.1.6　其他 MMR 基因

虽然绝大多数 DNA 错配由 MutSα 和 MutLα 修复,但已知其他 MutS 和 MutL 异二聚体也参与了 MMR 途径。例如,MutSβ(MSH2-MSH3 异 二聚体)修复大片段插入缺失及一个或两个碱基插入缺失错配。此外, MutL 还包括 MLH1 与 PMS1 或 MLH3、PMS2 形成的其他异二聚体。尽 管相关报道已经发表,但这些 MMR 基因与癌症易感性之间的相关性仍不 确定[12,13]。

5.2　林奇综合征基因致病性突变

截至 2018 年 9 月,国际胃肠道遗传性肿瘤学会(InSiGHT)基因座特 异性数据库已收录约 3300 个 MMR 基因的独特突变。其中,*MLH1*、 *MSH2*、*MSH6* 和 *PMS2* 的变异率分别为 40.3%、34.1%、18.2%和7.4% (图 5-2(a))。该数据库列出了相当多的 *EPCAM* 突变,但未对其进行分 类,故本章未列出 *EPCAM* 突变图表。

基因致病性突变的临床分类对临床决策具有显著影响。InSiGHT 已 制定 MMR 基因致病性突变的分类标准。在约 3300 个突变中,约 1240 个 和 200 个分别归为第 5 类(致病)和第 4 类(可能致病)。以第 4/5 类(可能 致病/致病)变异为例,*MLH1* 与 *MSH2* 比例大致相等,高于 *MSH6*,而 *PMS2* 在 4 个 MMR 基因中占比最低(图 5-2(b))。当将分类扩展到可能 致病变异时,即从第 3 类到第 5 类,其比例与总体突变比例相似(图 5-2 (c))。因此,*MLH1* 或 *MSH2* 的致病性突变被认为是引起林奇综合征的 主要原因。

随着二代测序(NGS)基因检测技术的进步,人们对四种林奇综合征致

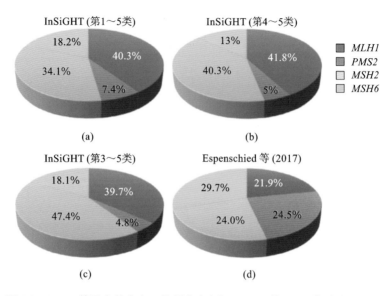

图 5-2　MMR 基因变异分布。数据来自(a)InSiGHT 第 1~5 类,(b)InSiGHT 第 4~5 类,(c)InSiGHT 第 3~5 类,(d)Espenschied 等[14]。不包括 *EPCAM* 缺失

病基因的认识正发生改变。最近的多基因组合检测研究显示了与之前完全不同的林奇综合征致病基因占比[14,15]。多基因组合检测为临床医生提供了一种高成本效益的方式,可同时检测多个基因(见下文)。这些研究显示,四种 MMR 基因的突变率大致相同(图 5-2(d))。*MSH6* 或 *PMS2* 的突变率较之前升高,部分原因是选择接受 MMR 基因检测的个体不同。以往,个人或家族的癌症病史被用作推荐行林奇综合征基因检测的指征。林奇综合征基因检测最早应用于符合阿姆斯特丹标准Ⅰ的家庭,随后扩展到符合阿姆斯特丹标准Ⅱ的家庭[16,17]。严格筛选进行基因检测的患者可能导致 *MLH1* 和 *MSH2* 在林奇综合征中占比偏高。之后研究人员发现 MSI 是林奇综合征相关癌症的标志,从而制定了新的林奇综合征临床标准,即贝塞斯达指南[18,19]。最近,一些机构使用 MSI 和免疫组织化学(IHC)检测对林奇综合征进行广泛筛查。尽管 MSI 和 IHC 检测是有效的筛查工具,但仍有部分林奇综合征患者漏诊。此外,它们对 *MSH6* 和 *PMS2* 突变引起的癌症敏感性相对较低。Espenschied 等通过多基因组合检测发现,队列中 27.3% 的林奇综合征患者不符合任何当前林奇综合征临床诊断标准,15.2% 的 *MSH6* 或 *PMS2* 突变携带者在 MSI 和(或)IHC 检测结果上不一致。如果没有进行多基因组合检测,这些患者可能会漏诊。此外,在乳腺癌患者中,*MSH6* 和 *PMS2* 突变比 *MLH1* 和 *MSH2* 突

变更频繁。这与 Robert 等最近的研究结果一致[19]。虽然 MutLα 和 MutSα 可修复大部分 DNA 错配，但不同亚基之间的表型存在明显差异。例如，*PMS2* 突变携带者外显率低于 *MLH1* 突变携带者[20,21]。相比以往的临床诊断标准，多基因组合检测将诊断出更多的林奇综合征患者，同时有助于了解林奇综合征病因。

5.3　MMR 基因胚系突变类型分布

图 5-3 显示 InSiGHT 数据库中基因变异按突变类型的分布情况。在排除不会导致林奇综合征的第 1/2 类（不致病/可能不致病）变异后，无义突变和移码突变在所有 MMR 突变中较常见。尽管错义突变（导致氨基酸替换）占相当大比例（25％～42％），但去除第 3 类（突变意义不明确）变异后，错义突变占比显著下降。InSiGHT 突变解释委员会（VIC）正试图基于患者/家族史及各种功能分析来解释每种突变的致病性。然而，VIC 经分析后认为，仍有大量错义突变属于第 3 类变异。在所有 MMR 基因中，大约 70％的第 3 类变异是错义突变。第 3 类变异，也称为意义不明确突变（VUS），给患者、临床医生和遗传学家带来挑战。需要进一步了解突变和疾病之间的相关性。

除碱基替换和小片段插入缺失外，大片段基因组重排（LGRs）占比也很高，特别是在第 4/5 类变异（图 5-3 右侧）中。重复 Alu 序列介导的异位重组可能促进 LGRs 的发生。据报道，*MLH1* 和 *MSH2* 中均可见由 Alu 重复序列介导的重排[22]。*MSH2* 中 LGRs 比例高于 *MLH1*，可能是 *MSH2* 中 LGRs 发生频率较高的原因。LGRs 在 *PMS2* 中发生频率也很高（尽管 *PMS2* 数据库中列出的致病变异并不多），可能是 *PMS2* 和 *PMS2CL* 之间存在异常重组（超过一半的 LGRs 发生在 *PMS2* 与 *PMS2CL* 重叠区域）。大多数情况下，LGRs 被检测为拷贝数变异，因而具体断裂点无法确定。这些特性有助于理解 LGRs 在林奇综合征病因中的重要性，并有助于 LGRs 基因检测的发展。

剪接位点内突变也是引起林奇综合征的重要原因之一。该突变可引起剪接错误，如剪接位点上的外显子和内含子缺失，导致 mRNA 出现大片段缺失、移码突变和框内插入。除了剪接位点上的变异外，外显子（或剪接位点外的内含子）内的一些变异也会导致剪接错误，因其破坏剪接位点或创建替代剪接位点[23]。因此，即使是沉默的突变也会影响剪接并导致林奇综合征。为了准确地解释突变的致病性，需仔细描述其特征。

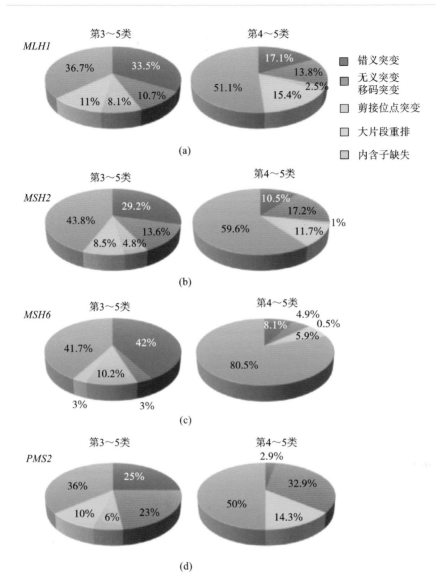

图 5-3　各 MMR 基因变异类型分布。(a)*MLH1*,(b)*MSH2*,(c)*MSH6*,(d)*PMS2*。左边显示的是第 3～5 类变异的分布。右边显示的是第 4～5 类变异的分布。次要变异如起始密码子的变异被排除在外

5.4　林奇综合征的基因检测

　　胚系基因检测是林奇综合征的最终确诊手段。然而,如上所述,MMR基因中会出现各种变异,如置换、小插入缺失、大插入缺失、剪接异常、复杂

重排等。有时需要多种方法来检测变异。最近 NGS 技术的进步使得同时检测单核苷酸变异(SNV)、小插入缺失和拷贝数变异成为可能。

5.4.1   Sanger 测序

Sanger 测序,又称双脱氧测序法,是测定 DNA 序列的传统方法。在 NGS 出现之前,许多临床实验室和研究机构已经采用了这种方法。Sanger 测序和 NGS 之间的区别在于单次运行的测序量。当目标基因较小时,Sanger 测序速度快且更具成本效益。在对几个样本的小区域进行测序时,Sanger 测序应用较多。然而,基因由多个外显子组成。当测序基因包含大量外显子或大外显子时,必须对所有外显子或编码区进行单独扩增和测序(图 5-4(a))。例如,MLH1 包含 19 个外显子(图 5-1(a))。如采用 Sanger 测序读取 *MLH1* 的所有编码序列,则需要 18 对引物(外显子 7 和外显子 8 位置接近,可以一起分析)。而对四种 MMR 基因的所有外显子进行测序需要进行 60 多次 PCR 反应[24]。这种方法在临床实验室中非常耗时和耗费劳力,对大量患者进行基因检测几乎不可能。因此基因检测仅限于满足家族遗传史临床标准的患者。

5.4.2   MLPA(多重连接依赖探针扩增)

MLPA 是一种基于 PCR 的方法,用于检测拷贝数变异。林奇综合征致病变异中很大一部分是 LGR 的变异,包括整个外显子的缺失和重复。为了检测这种基因组异常,研究人员设计了两个与目标区域互补的探针,这些探针杂交到相邻序列上,形成可连接缺口(图 5-4(b))。连接后,杂交探针通过荧光标记的通用引物进行 PCR 扩增。PCR 产物根据长度进行电泳分离。荧光信号的相对强度表明目标区域的拷贝数。然而,MLPA 有一个弱点,即在目标序列变异时,会出现假阴性或假阳性结果[22]。目标序列变异会降低杂交效率并产生较弱的荧光信号,导致拷贝数的低估,最终导致错误的结论。如发生在具有正常拷贝数的区域,较弱的信号可能会被错误地识别为目标区域的缺失。此外,如果突变发生在基因重复区域,则该重复可能会遗漏。因此,建议将 MLPA 与测序相结合使用,以确保检测结果的准确性。

5.4.3   二代测序(NGS)

NGS 在诊断林奇综合征及其他遗传性疾病的基因突变中逐渐普

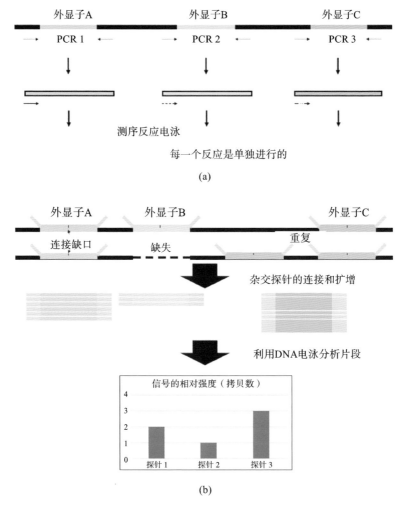

图 5-4　Sanger 测序和 MLPA 示意图。(a)Sanger 测序。每个 PCR 反应都包含一对
　　　　引物,每个 PCR 产物都被单独测序。(b)MLPA。与目的基因互补的探针与
　　　　对应的基因组 DNA 杂交。上层等位基因代表正常等位基因。在下层等位基
　　　　因中,外显子 A 正常,外显子 B 缺失,外显子 C 串联重复。配对探针连接后,
　　　　使用通用引物扩增探针,最后定量 PCR 产物。柱状图表示预期的结果

及[25]。利用 NGS 技术,我们能同时读取大量基因(图 5-5(a))。NGS 检测
的突变不仅局限于替换、小片段插入/缺失等,同时可通过比较覆盖率(覆
盖目标区域的读数数量),检测跨越多个外显子的大片段缺失/重复(图 5-5
(b))。目前临床实验室引入 NGS 的成本已明显降低[26]。NGS 正取代传
统方法,成为识别基因突变的标准方法。下面将介绍 NGS 技术在林奇综
合征基因检测中的应用。

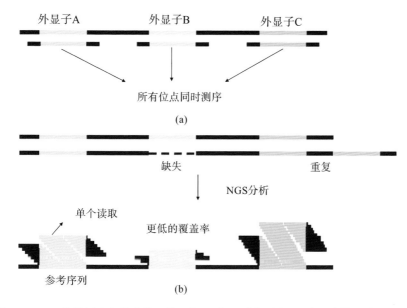

外显子A　　　外显子B　　　外显子C

所有位点同时测序

(a)

缺失　　　　　　重复

NGS分析

单个读取

更低的覆盖率

参考序列

(b)

图 5-5　NGS 扩增测序和量化拷贝数。(a)目标区域通过多重(或一个接一个)PCR 扩增。所有产物都在同一管中进行加工和测序。(b)与图 5-4(b)相同的等位基因。下层显示了一种定位模式。定位在缺失或重复外显子上的读数分别减少或增加

5.4.4　林奇综合征致病基因的多基因组合检测

林奇综合征的致病基因包括 *MLH1*、*MSH2*、*MSH6*、*PMS2* 和 *EPCAM*。"靶向富集法"向临床推广了 NGS 技术。靶向富集法选择性地从基因组 DNA 中分离或扩增目的基因,其中全外显子组测序(WES)是靶向富集法的代表。外显子仅占人类基因组的 1% 左右。在 NGS 分析之前,WES 会富集所有外显子(人类约 180000 个),可同时富集特定的基因子集,这种方法通常称为多基因组合检测。多基因组合检测是鉴定与疾病相关的基因突变的理想选择。在林奇综合征中,MMR 基因及 *EPCAM* 基因是富集的主要目标。但林奇综合征表型与其他遗传性癌症综合征重叠,仅对上述五个致病基因进行基因检测是无效的。因此,在许多临床检测中,除了检测 MMR 基因和 *EPCAM* 基因外,还加入了与遗传性胃肠癌相关的多个基因进行多基因组合检测(表 5-1)。美国国立综合癌症网络(NCCN)指南列出了遗传性结直肠癌多基因组合检测中常用基因,包括 *MLH1*、*MSH2*、*MSH6*、*PMS2*、*EPCAM*、*APC*、*MUTYH*、*POLE*、*POLD1*

和 *TP53* 等。临床应用的遗传性结直肠癌的许多检测组合包括了上述所有基因。

表 5-1   遗传性结直肠癌及其致病基因

相关疾病	基因
林奇综合征	*MLH1*
	MSH2
	MSH6
	PMS2
	EPCAM
家族腺瘤性息肉病	*APC*
幼年性息肉综合征	*BMPR1A*
MUTYH 相关息肉病	*MUTYH*
聚合酶校对相关息肉病	*POLE*
	POLD1
Li-Fraumeni 综合征	*TP53*

5.4.5   基于捕获杂交和基于扩增的方法

靶向富集包含了两种方法，分别是基于捕获杂交的方法和基于扩增的方法(图 5-6)[27]。基于捕获杂交的方法将数百个与目标序列互补的杂交探针碱基富集在目的序列。采用比 MLPA 更长的探针可防止非特异性杂交和多态性，从而避免杂交效率下降。然而，与基于扩增的方法相比，基于捕获杂交的方法成本效益较低，并且制备样品的过程更复杂。此外，基于捕获杂交的方法需要大量 DNA 以确保足够的分析覆盖率，因此当样本量不足时会出现问题。基于扩增的方法通过多重 PCR 富集目的序列(图 5-6)。该方法较为简单，且需要的 DNA 量较低。然而，这种方法需要多次 PCR 循环，因此聚合酶错误的频率(引起原始 DNA 序列中不存在的改变)更高，PCR 误差(所有靶点非同等扩增)也更大。因此，采用基于扩增的方法对过多目标进行测序是不可取的。通常，只有少于 50 个基因(1500 个靶点)可通过此方法测序。近年来，基因扩增方法不断得到改进，靶点数量也在不断增加。目前，上述方法仍作为首选[28,29]。

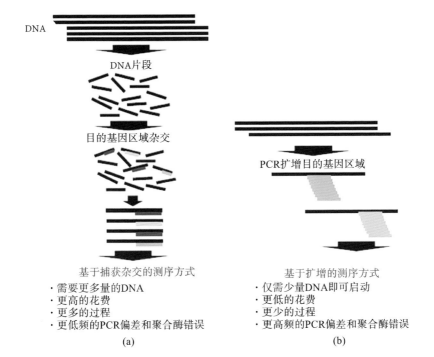

图 5-6　基于捕获杂交的方法和基于扩增的方法。(a)捕获法。随机断裂的基因组 DNA 与探针杂交,以富集在目的基因区域。对富集片段进行测序。(b)通过多重 PCR 扩增目的基因区域,然后制备样品进行测序

5.4.6　通过 NGS 检测拷贝数变异

　　NGS 决定了每个分子的序列。数百万个 DNA 分子在一次运行中测序,获得的序列(也称为"读数")定位到参考基因组上,以分析测序结果。目的基因的拷贝数可通过计算其基因座内定位的读数来估计(需要标准化)(图 5-5(b))。在这种情况下,捕获法比扩增法更有优势。虽然这两种方法都需要对 DNA 片段进行 PCR 扩增以制备文库,但捕获法所需的周期数较少,且使用单一引物组。因此,捕获法导致的 PCR 误差较小。此外,捕获法从基因组 DNA 的随机破碎开始。由于独立的 DNA 分子不太可能在两端完全相同的位置断裂,大多数基因片段有独特的末端。因此,携带相同末端的读数被认为来自同一分子。通过删除冗余读数来标准化读数,便于更准确地估计拷贝数。

　　此外,扩增法为每个目的基因创建相同片段。尽管 PCR 偏差更大,但不可能以相同的方式删除冗余读数。因此,采用扩增法估计拷贝数是不可取的。为了解决这个问题,在该过程早期将随机短序列(称为分子条形码)

添加到扩增片段末端[30]。十个核苷酸的分子条形码可标记约一百万个分子。如果多个 PCR 产物具有相同条形码，则可能来自相同的模板。一旦识别出具有相同条形码的分子，就可以消除冗余读数，如图 5-7 所示。因此，通过分子条形码标准化读数计数，可估计拷贝数。

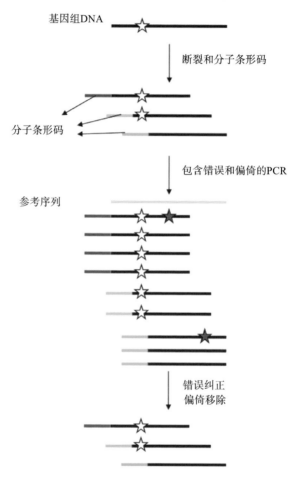

图 5-7　分子条形码的使用。PCR 产物末端的红色、蓝色和绿色条表示单个分子条形码。白星和红星分别代表基因组突变和测序误差。靶标并没有被同等扩增。由于具有相同条形码的 PCR 产物序列必须相同，因此可以通过"多数规则"消除测序误差。通过计算标有不同条形码的读数数量，可以还原起始材料中目的基因的比值

分子条形码也可用于消除序列误差。具有相同条形码的 DNA 片段应具有相同序列。若存在差异，则可能源于测序误差。测序误差可通过"多数规则"消除。分子条形码适用于捕获法和扩增法，尽管效果可能不太明显。

总之,NGS 可以同时检测提示 LGRs 的单核苷酸变异、小插入缺失和拷贝数变异。然而,目前 NGS 并不完美。例如,NGS 估计的拷贝数会随基因座或实验条件而波动。因此,建议使用另一种方法(如 MLPA 或定量 PCR)进行双重检测。

5.4.7　*PMS2* 的测序

PMS2CL 假基因与 *PMS2* 外显子 9 和外显子 11~15 高度同源,导致林奇综合征的基因检测困难(图 5-1(c))。特别是 *PMS2* 外显子 12 和外显子 14~15 与 *PMS2CL* 的对应外显子几乎相同,上述方法无法对该区域进行测序。为准确分析该区域,研究人员使用在 *PMS2* 外显子 10 上设计的正向引物(不与 *PMS2CL* 重叠)进行长程 PCR,以特异性扩增 *PMS2*[30-32]。PCR 产物可在片段化后通过 NGS 进行测序,也可进行第二次 PCR 以扩增单个外显子,并对第二次 PCR 产物进行测序。另一种方法是对 cDNA 进行测序,该方法应优先应用于 *PMS2* 测序。

5.5　变异的解读

检测到的变异应评估是否会导致疾病。评估基于:①变异导致的预期氨基酸变化;②普通人群中变异的频率;③知识数据库的评估;④作为判断依据的实验功能分析结果;⑤患者的个人和(或)家族史。序列的变化可预测氨基酸的变化,且由变异引起的剪接异常的可能性不容忽视。mRNA分析对于发现这些异常非常有用。如果该变异在普通人群中的频率足够高(与疾病流行率相比),则可以判断该变异不具有致病性。应该指出的是,变异频率在不同种族群体之间可能有很大差异。利用 InSiGHT、ClinVar、HGMD 等知识数据库,可对变异结果进行评估。但由于证据级别因变量和(或)数据库而异,因此应谨慎使用。功能分析的结果主要基于文献,应仔细审查其内容。基于这些标准,可使用 ACMG 2015[1]等指南对变异进行评估。InSiGHT 已经建立了针对 MMR 基因的标准。在任何情况下,使用特定标准进行评估都很重要。对于林奇综合征,诸如 MSI 测试和 IHC 的分子测试已经得到广泛应用,但这些结果不包括在上述标准中。近年来,临床提倡使用包括肿瘤中 MMR 基因变异和 IHC 结果在内的评估方法[2,3]。

5.6　总结和展望

　　研究人员做了大量的努力来确定林奇综合征患者（家庭）和林奇综合征致病基因的变异。使用 NGS 的多基因组合检测可在同一检测中检测到单核苷酸变异（SNV）、小插入缺失和拷贝数变异。这将为诊断林奇综合征提供更多机会。同时，应尽可能多地收集林奇综合征患者的临床和遗传信息，并保存在数据库中，以便应用于临床实践。

▌参考文献▌

[1]　Peltomäki P. Role of DNA mismatch repair defects in the pathogenesis of human cancer. J Clin Oncol. 2003;21:1174-9.

[2]　Kuiper RP, Vissers LE, Venkatachalam R, et al. Recurrence and variability of germline EPCAM deletions in Lynch syndrome. Hum Mutat. 2011;32:407-14.

[3]　Goel A, Nguyen TP, Leung HC, et al. De novo constitutional MLH1 epimutations confer early-onset colorectal cancer in two new sporadic Lynch syndrome cases, with derivation of the epimutation on the paternal allele in one. Int J Cancer. 2011;128:869-78.

[4]　Niessen RC, Hofstra RM, Westers H, et al. Germline hypermethylation of MLH1 and EPCAM deletions are a frequent cause of Lynch syndrome. Genes Chromosom Cancer. 2009;48:737-44.

[5]　Kunkel TA, Erie DA. DNA mismatch repair. Annu Rev Biochem. 2005;74:681-710.

[6]　Kunkel TA, Erie DA. Eukaryotic mismatch repair in relation to DNA replication. Annu Rev Genet. 2015;49:291-313.

[7]　Bakry D, Aronson M, Durno C, et al. Genetic and clinical determinants of constitutional mismatch repair deficiency syndrome: report from the constitutional mismatch repair deficiency consortium. Eur J Cancer. 2014;50:987-96.

[8]　Nakagawa H, Lockman JC, Frankel WL, et al. Mismatch repair gene PMS2: disease-causing germline mutations are frequent in patients whose tumors stain negative for PMS2 protein, but paralogous

genes obscure mutation detection and interpretation. Cancer Res. 2004;64:4721-7.

[9] De Vos M,Hayward BE,Picton S,et al. Novel PMS2 pseudogenes can conceal recessive mutations causing a distinctive childhood cancer syndrome. Am J Hum Genet. 2004;74:954-64.

[10] van der Klift HM, Tops CM, Bik EC, et al. Quantification of sequence exchange events between PMS2 and PMS2CL provides a basis for improved mutation scanning of Lynch syndrome patients. Hum Mutat. 2010;31(5):578-87.

[11] Hayward BE, De Vos M, Valleley EM, et al. Extensive gene conversion at the PMS2 DNA mismatch repair locus. Hum Mutat. 2007;28:424-30.

[12] Taylor NP, Powell MA, Gibb RK, et al. MLH3 mutation in endometrial cancer. Cancer Res. 2006;66:7502-8.

[13] Adam R, Spier I, Zhao B, et al. Exome sequencing identifies biallelic MSH3 germline mutations as a recessive subtype of colorectal adenomatous polyposis. Am J Hum Genet. 2016;99:337-51.

[14] Espenschied CR,LaDuca H,Li S,et al. Multigene panel testing provides a new perspective on Lynch syndrome. J Clin Oncol. 2017;35:2568-75.

[15] Win AK,Jenkins MA,Dowty JG,et al. Prevalence and penetrance of major genes and polygenes for colorectal cancer. Cancer Epidemiol Biomarks Prev. 2017;26:404-12.

[16] Vasen HF,Watson P,Mecklin JP,et al. New clinical criteria for hereditary nonpolyposis colorectal cancer (HNPCC, Lynch syndrome) proposed by the International Collaborative group on HNPCC. Gastroenterology. 1999;116:1453-6.

[17] Vasen HF, Mecklin JP, Khan PM, et al. The International Collaborative Group on Hereditary Non-polyposis Colorectal Cancer(ICG-HNPCC). Dis Colon Rectum. 1991;34:424-5.

[18] Umar A, Boland CR, Terdiman JP, et al. Revised Bethesda guidelines for hereditary nonpolyposis colorectal cancer (Lynch syndrome)and microsatellite instability. J Natl Cancer Inst. 2004;96:261-8.

[19] Rodriguez-Bigas MA,Boland CR,Hamilton SR,et al. A National

Cancer Institute Workshop on Hereditary Nonpolyposis Colorectal Cancer Syndrome: meeting highlights and Bethesda guidelines. J Natl Cancer Inst. 1997;89:1758-62.

[20] ten Broeke SW, Brohet RM, Tops CM, et al. Lynch syndrome caused by germline PMS2 mutations: delineating the cancer risk. J Clin Oncol. 2015;33:319-25.

[21] Senter L, Clendenning M, Sotamaa K, et al. The clinical phenotype of Lynch syndrome due to germ-line PMS2 mutations. Gastroenterology. 2008;135:419-428. e1.

[22] Li L, McVety S, Younan R, et al. Distinct patterns of germ-line deletions in MLH1 and MSH2: the implication of Alu repetitive element in the genetic etiology of Lynch syndrome (HNPCC). Hum Mutat. 2006;27:388.

[23] Yamaguchi T, Wakatsuki T, Kikuchi M, et al. The silent mutation MLH1 c. 543C>T resulting in aberrant splicing can cause Lynch syndrome: a case report. Jpn J Clin Oncol. 2017;47:576-80.

[24] Nallamilli BRR, Hegde M. Genetic testing for hereditary nonpolyposis colorectal cancer (HNPCC). Curr Protoc Hum Genet. 2017;94:10. 12. 1-10. 12. 23.

[25] Sikkema-Raddatz B, Johansson LF, de Boer EN, et al. Targeted next-generation sequencing can replace sanger sequencing in clinical diagnostics. Hum Mutat. 2013;34:1035-42.

[26] van Nimwegen KJM, van Soest RA, Veltman JA, et al. Is the $1000 genome as near as we think? A cost analysis of next-generation sequencing. Clin Chem. 2016;62:1458-64.

[27] Mertes F, Elsharawy A, Sauer S, et al. Targeted enrichment of genomic DNA regions for next-generation sequencing. Brief Funct Genomics. 2011;10:374-86.

[28] Peng Q, Vijaya Satya R, Lewis M, et al. Reducing amplification artifacts in high multiplex amplicon sequencing by using molecular barcodes. BMC Genomics. 2015;16:589.

[29] Chang F, Li MM. Clinical application of amplicon-based next-generation sequencing in cancer. Cancer Genet. 2013;206:413-9.

[30] Li J, Dai H, Feng Y, et al. A comprehensive strategy for accurate mutation detection of the highly homologous PMS2. J Mol Diagn. 2015;17:545-53.

[31] Vaughn CP, Hart KJ, Samowitz WS, et al. Avoidance of pseudogene interference in the detection of 3′ deletions in PMS2. Hum Mutat. 2011;32:1063-71.

[32] Clendenning M, Hampel H, LaJeunesse, J, et al. Long-range PCR facilitates the identification of PMS2-specific mutations. Hum Mutat. 2006;27:490-5.

6 林奇综合征相关妇科恶性肿瘤

Wataru Yamagami 和 Daisuke Aoki*

摘要

林奇综合征相关妇科恶性肿瘤包括子宫内膜癌和卵巢癌等。子宫内膜癌的发病率仅次于结直肠癌,终生发病率为 $25\% \sim 60\%$。多项研究探究了林奇综合征相关妇科恶性肿瘤的特征和预后,但尚未达成共识。子宫内膜癌主要通过子宫内膜活检进行诊断,但目前相关监测体系尚未健全。子宫内膜癌的监测包括早期症状筛查、常规子宫内膜活检和经阴道超声检查,但缺少这些方法有效性的证据。卵巢癌的终生发病率为 $4\% \sim 12\%$,病理类型多为上皮性癌。卵巢癌通常采用影像学检查初筛,然后通过术中病理活检确诊。卵巢癌筛查尚无明确的监测指南,常用手段包括患者教育、经阴道超声检查和血清 CA125 测定。预防林奇综合征相关妇科恶性肿瘤的手术方式包括预防性子宫切除和双侧输卵管-卵巢切除。

关键词

子宫内膜癌;卵巢癌;预防性子宫切除;双侧输卵管-卵巢切除

6.1 概述

林奇综合征患者具有罹患继发性癌症的风险,包括结直肠癌、子宫内膜癌、卵巢癌、胃癌、小肠癌、肝胆管癌、尿路上皮癌、皮肤癌和脑肿瘤(表6-1)。这些恶性疾病中,子宫内膜癌和卵巢癌属于妇科恶性肿瘤。本章对

---

* W. Yamagami(✉) • D. Aoki

日本东京市,庆应义塾大学医学部,妇产科

e-mail:gami@z8.keio.jp;aoki@z7.keio.jp

子宫内膜癌和卵巢癌的诊疗和监测进行概述。

表 6-1　年龄≤70 岁的林奇综合征个体与一般人群相比癌症风险

癌症类型	一般人群风险/(%)	风险		
		MLH1 和 MSH2/(%)	MSH6/(%)	PMS2/(%)
结直肠癌	5.5	M:27～74 F:22～53	M:22 F:10	M:20 F:15
子宫内膜癌	2.7	14～54	16～26	15
胃癌	<1	0.2～13		
卵巢癌	1.6	4～20		
小肠癌	<1	4～12	M:6 F:22	6
肝胆管癌	<1	0.2～4		
尿路上皮癌	<1	0.2～25		
脑肿瘤	<1	1～4		
皮脂腺肿瘤	<1	1～9		
胰腺癌	1.5	0.4～4	未知	
前列腺癌	16.2	9～30		
乳腺癌	12.4	5～18		

M,男性;F,女性

引自参考文献[1](修改版)

6.2　子宫内膜癌

6.2.1　特点

　　子宫内膜癌大多散发,很少具有遗传性,而林奇综合征相关子宫内膜癌是最典型的遗传性子宫内膜癌。研究人员对日本 346 例子宫内膜癌患者进行筛查研究,其中 42 例疑为林奇综合征,10 例确诊为林奇综合征[2]。林奇综合征女性患者患子宫内膜癌的风险较高,仅次于结直肠癌(CRC)。子宫内膜癌发病率为 26%～60%,平均发病年龄为 48～62 岁(普通人群的终生发病率为 2.7%)[1]。据报道,在 210 例林奇综合征患者中,69 例(33%)诊断为子宫内膜癌,其中 17.3%的患者诊断时年龄小于 40 岁[3]。

子宫内膜癌中,*MSH6* 突变(71%)比 *MLH1*(27%)和 *MSH2*(40%)突变更常见。而 *MLH1* 和 *MSH2* 突变在结直肠癌中更常见[4,5]。子宫内膜癌被认为是林奇综合征的早发癌症之一,类似于结直肠癌。微卫星不稳定性(MSI)与子宫内膜癌的分期、组织学类型及肌层浸润无关,但 MSI 患者的预后优于 MSS 患者[6]。此外,也有研究表明,林奇综合征相关子宫内膜癌与散发性子宫内膜癌预后没有差异[7]。

在患有结直肠癌和恶性妇科肿瘤的女性中,14%被诊断同时患有两种癌症,44%先患子宫内膜癌或卵巢癌,42%先患结直肠癌[8]。这些结果表明妇科医生鉴别林奇综合征患者的重要性。患者患有林奇综合征相关结直肠癌与继发另一种林奇综合征相关癌症的时间间隔平均为 8 年(1~26年),而子宫内膜癌患者发生另一种癌症平均需要 11 年(1~39 年)[8]。林奇综合征患者和非林奇综合征患者在确诊结直肠癌后,10 年内发生子宫内膜癌的风险分别为 23.4%(95%置信区间:15%~36%)和 1.6%(95%置信区间:0.7%~3.8%)。与非林奇综合征患者相比,林奇综合征患者的校正危险比为 6.2(95%置信区间:2.20~17.73)[9]。

一项对日本林奇综合征相关子宫内膜癌和散发性子宫内膜癌患者的对比研究发现,子宫内膜样癌的发病率分别为 86%和 97.6%,表明林奇综合征相关癌症中子宫内膜样癌发病率略低。但在其他林奇综合征相关癌症研究中,研究者发现子宫内膜样癌多为高分化,Ⅱ型子宫内膜癌少见,在子宫肌层、淋巴-血管侵袭和晚期子宫内膜癌方面无显著差异。好发于子宫下段也是林奇综合征相关子宫内膜癌的特征之一[10,11]。子宫下段子宫内膜癌的发病率在普通人群中为 3%,但在 *MSH2* 突变相关的林奇综合征患者中为 29%[12]。

6.2.2 诊断

对于具有早期症状(子宫出血、月经异常、阴道分泌物)和经阴道超声检查发现子宫内膜厚度在 5 mm 以上的患者,建议行子宫内膜活检或全子宫内膜刮除。如果患者诊断为子宫内膜癌,建议先行影像学检查评估肿瘤分期,通常选择盆腔磁共振成像(MRI)来评估子宫肌层浸润、宫颈间质浸润和卵巢转移情况,然后行胸盆腔计算机断层扫描(CT)或正电子发射断层扫描(PET)/CT 来评估淋巴转移和远处转移情况。如果患者在病理上尚不能确诊为子宫内膜癌,但在经阴道超声检查中发现子宫内膜延长或子宫内膜厚度异常,可采用宫腔镜检查辅助诊断宫腔内是否存在潜在的乳头状癌变。

6.2.3　治疗

手术是子宫内膜癌的主要治疗方案。标准术式包括子宫切除、双侧输卵管-卵巢切除和腹膜后淋巴结清扫。如术中发现患者仅有子宫浅肌层浸润或 G1～G2 分化子宫内膜样癌,可不行腹膜后淋巴结清扫。而对于子宫肌层浸润较深或 G3 型低分化癌(如子宫内膜样癌伴浆液性或透明细胞癌)患者应尽可能清扫腹膜后淋巴结(包括主动脉旁淋巴结和大网膜结节)。对 I 期子宫内膜癌患者,可采用腹腔镜和机器人辅助手术。因并发症和年龄不能接受手术的患者可行放疗。有复发风险的患者术后需行盆腔外放疗、近距离放疗以及紫杉醇和卡铂(TC)化疗。对于晚期 MSI 或复发性子宫内膜癌患者,在化疗中辅以免疫检查点抑制剂(抗 PD-1 抗体)治疗部分有效。醋酸甲羟孕酮(MPA)激素治疗可用于孕酮受体阳性(PR＋)的高分化子宫内膜样癌患者。

6.2.4　监测

与结直肠癌相比,子宫内膜癌监测由于缺乏足够的循证医学证据,尚未建立监测标准。因子宫内膜癌发病率较低,且检查可能会导致早期子宫出血,因此普通人群很少进行子宫内膜癌筛查。但林奇综合征相关子宫内膜癌的发病年龄比散发性子宫内膜癌平均诊断年龄小 10～15 岁,且发病率更高。因此,未来有必要建立一种监测策略[13]。

大多数子宫内膜癌患者表现出早期症状,包括子宫出血、绝经后出血和阴道分泌物等。林奇综合征女性患者更应高度重视这些症状[1],可考虑每 1～2 年进行一次子宫内膜活检,但尚无足够的证据证明子宫内膜活检可作为有效的筛查手段[14-16]。对绝经后女性,经阴道超声检查可以评估子宫内膜厚度,但参考价值有限。对绝经前女性,不建议使用经阴道超声检查获得的子宫内膜厚度进行筛查。

尚无充足证据表明预防性子宫切除可以改善预后,但有证据表明,预防性子宫切除可降低子宫内膜癌的发病率,具有一定可行性[3]。子宫切除的时机尚无定论,应根据患者的具体状况决定。子宫切除对 *MLH1*、*PSH2*、*EPCAM*、*PMS2* 和 *MSH6* 突变的患者是必要的,可降低子宫内膜癌发病风险。对于保守治疗,流行病学研究表明,MMR 基因突变女性口服避孕药 1 年或 1 年以上可显著降低子宫内膜癌的发病风险(HR:0.39,95％置信区间:0.23～0.64)[17]。林奇综合征女性患者口服 3 个月避孕药后，子宫内膜增生有所减少[18]。但尚无前瞻性研究评估避孕药能否降低子宫内膜癌的发病风险。

经阴道超声检查和子宫内膜活检的结果可能相互矛盾。一项对 171 例林奇综合征患者和 98 例林奇样综合征患者进行筛查的研究发现，2 例子宫内膜癌患者经阴道超声检查未被发现（2 例患者均被治愈）[19]。另外，芬兰一项每 2～3 年进行一次子宫内膜活检和经阴道超声检查的队列研究，分别在 19 名和 6 名女性中发现子宫内膜癌和卵巢癌，表明监测有一定效果[20]。

6.3　卵巢癌

6.3.1　概述

一般人群中，卵巢癌的总体发病风险为 1.3%，但在林奇综合征女性患者中发病风险明显升高（4%～12%）。林奇综合征相关卵巢癌的中位诊断年龄为 42.5 岁，约 30%的患者在小于 30 岁时确诊，比散发性卵巢癌患者的中位诊断年龄更小。*MLH1* 和 *MSH2* 突变的女性患卵巢癌的风险分别为 20%和 24%[21]。在病理类型方面，几乎所有病例（94%）都是上皮性卵巢癌，包括非遗传性卵巢癌和还处于相对早期的各种卵巢癌类型。卵巢交界性肿瘤的发病率仅为 4%，在林奇综合征患者中罕见[22]。卵巢癌患者可能同时罹患子宫内膜癌，但林奇综合征患者出现两种癌症的情况很少见，多数病例是散发性的[10]。大多数卵巢癌患者有 HRD 相关基因的胚系和体细胞突变，包括 *BRCA1* 和 *BRCA2* 突变，仅 3%的患者为 MMR 基因突变，表明卵巢癌患者极少合并林奇综合征[23,24]。

6.3.2　诊断

卵巢癌早期可表现为下腹痛、厌食、早饱、尿频，但更多患者早期无症状。出现这些症状的患者应尽早行经阴道超声检查。卵巢肿胀的患者可行盆腔 MRI 和胸盆腔 CT，以检查有无卵巢病变、腹水、腹膜转移、淋巴转移和远处转移等。血清肿瘤标志物（CA125、HE4 和 CA19-9）水平升高提示可能患卵巢癌。对腹水患者，腹水穿刺细胞学检查可用于支持诊断。组织学诊断一般通过手术进行。

6.3.3　治疗

手术和化疗是卵巢癌的标准治疗方法。手术方式包括双侧输卵管-卵巢切除、子宫切除、网膜切除和腹膜后淋巴结清扫。肿瘤切除(一期减瘤手术,PDS)用于Ⅱ期及以上分期的病例(其盆腔和腹膜腔内不能残留肉眼可见的播散性和转移性病灶)。辅助治疗包括 TC 化疗和使用分子靶向药物,分子靶向药物包括血管生成抑制剂贝伐单抗和 ADP 核糖聚合酶抑制剂(如奥拉帕利、尼拉帕利和鲁卡帕利)。不能接受手术或病变不能通过手术控制的晚期癌症患者可采用新辅助化疗,并在肿瘤体积缩小后行肿瘤切除(肿瘤细胞减灭术,IDS)。

6.3.4　监测

尚无充足证据表明卵巢癌筛查可作为林奇综合征女性患者的监测手段。林奇综合征患者卵巢癌的生物学特征与遗传性乳腺癌-卵巢癌综合征(HBOC)患者有较大区别,因此,HBOC 的监测是否适用于林奇综合征仍需研究。林奇综合征女性患者应了解卵巢癌相关症状,包括急性下腹痛、腹胀、腰围增大、厌食和尿频[1]。使用血清 CA125 和经阴道超声检查筛查卵巢癌不能为其他遗传性肿瘤(包括 *BRCA1* 和 *BRCA2* 突变的 HBOC)提供明确的诊断,但医生可以考虑用上述筛查手段对林奇综合征女性患者进行监测。双侧输卵管-卵巢切除可降低卵巢癌的发病率,是否进行预防性手术切除和手术时机的选择取决于患者的状态。尚无足够证据证明,对 *MSH6* 或 *PMS2* 突变患者行输卵管-卵巢切除术(RRSO)能降低卵巢癌发病风险[3]。

6.4　生育年龄

建议对患有林奇综合征的育龄女性进行产前诊断和施行辅助生殖技术,包括胚胎植入前基因诊断。同时也需要考虑不同国家和地区的伦理问题。若夫妻双方都为 MMR 和 *EPCAM* 基因突变携带者,应告知后代患结构性错配修复缺陷综合征(CMMRD)的风险。

▌参考文献▌

[1] Kohlmann W, Gruber S. Lynch syndrome. GeneReviews at GeneTests: medical genetic information resource: 2014. Available at https://www. ncbi. nlm. nih. gov/books/NBK1211/.

[2] Takahashi K, Sato N, Sugawara T, et al. Clinical characteristics of Lynch-like cases collaterally classified by Lynch syndrome identification strategy using universal screening in endometrial cancer. Gynecol Oncol. 2017;147(2):388-95.

[3] Schmeler KM, Lynch HT, Chen LM, et al. Prophylactic surgery to reduce the risk of gynecologic cancers in the Lynch syndrome. N Engl J Med. 2006;354(3):261-9.

[4] Watson P, Vasen HFA, Mecklin JP, et al. The risk of extra-colonic, extra-endometrial cancer in the Lynch syndrome. Int J Cancer. 2008;123(2):444-9.

[5] Vasen HF, Möslein G, Alonso A, et al. Guidelines for the clinical management of Lynch syndrome(hereditary non-polyposis cancer). J Med Genet. 2007;44(6):353-62.

[6] Maxwell GL, Risinger JI, Alvarez AA, et al. Favorable survival associ-ated with microsatellite instability in endometrioid endometrial cancers. Obstet Gynecol. 2001;97(3):417-22.

[7] Boks DE, Trujillo AP, Voogd AC, et al. Survival analysis of endometrial carcinoma associated with hereditary nonpolyposis colorectal cancer. Int J Cancer. 2002;102:198-200.

[8] Lu KH, Dinh M, Kohlmann W, et al. Gynecologic cancer as a "sentinel cancer" for women with hereditary nonpolyposis colorectal cancer syndrome. Obstet Gynecol. 2005;105(3):569-74.

[9] Obermair A, Youlden DR, Young JP, et al. Risk of endometrial cancer for women diagnosed with HNPCC-related colorectal carcinoma. Int J Cancer. 2010;127(11):2678-84.

[10] Hirai Y, Banno K, Suzuki M, et al. Molecular epidemiological and mutational analysis of DNA mismatch repair (MMR) genes in endometrial cancer patients with HNPCC-associated familial predisposition to cancer. Cancer Sci. 2008;99(9):1715-9.

［11］　小西ら　日産婦誌.2009;1540-1542.

［12］　Westin SN,Lacour RA,Urbauer DL,et al. Carcinoma of the lower uterine segment: a newly described association with Lynch syndrome. J Clin Oncol.2008;26(36):5965-71.

［13］　Committee on Practice Bulletins-Gynecology, Society of Gynecologic Oncology. ACOG practice bulletin No. 147: Lynch syndrome. Obstet Gynecol.2014;124(5):1042-54.

［14］　Dove-Edwin I,Boks D,Goff S,et al. The outcome of endometrial carcinoma surveillance by ultrasound scan in women at risk of hereditary nonpolyposis colorectal carcinoma and familial colorectal carcinoma. Cancer.2002;94(6):1708-12.

［15］　Renkonen-Sinisalo L,Bützow R,Leminen A,et al. Surveillance for endometrial cancer in hereditary nonpolyposis colorectal cancer syndrome. Int J Cancer.2007;120(4):821-4.

［16］　Gerritzen LH,Hoogerbrugge N,Oei AL,et al. Improvement of endometrial biopsy over transvaginal ultrasound alone for endometrial surveillance in women with Lynch syndrome. Fam Cancer.2009;8(4):391-7.

［17］　Dashti SG,Chau R,Ouakrim DA,et al. Female hormonal factors and the risk of endometrial cancer in Lynch syndrome. JAMA.2015;314(1):61-71.

［18］　Lu KH,Loose DS,Yates MS,et al. Prospective multicenter randomized intermediate biomarker study of oral contraceptive versus depo-provera for prevention of endometrial cancer in women with Lynch syndrome. Cancer Prev Res(Phila).2013;6:774-81.

［19］　Dove-Edwin I,Boks D,Goff S,et al. The outcome of endometrial carcinoma surveillance by ultrasound scan in women at risk of hereditary nonpolyposis colorectal carcinoma and familial colorectal carcinoma. Cancer.2002;94(6):1708-12.

［20］　Järvinen HJ,Renkonen-Sinisalo L,Aktán-Collán K,et al. Ten years after mutation testing for Lynch syndrome:cancer incidence and outcome in mutation-positive and mutation-negative family members. J Clin Oncol.2009;27(28):4793-7.

［21］　Bonadona V,Bonaïti B,Olschwang S,et al. Cancer risks associated with germline mutations in MLH1,MSH2,and MSH6 genes in Lynch syndrome. JAMA.2011;305(22):2304-10.

[22] Watson P, Bützow R, Lynch HT, et al. The clinical features of ovarian cancer in hereditary nonpolyposis colorectal cancer. Gynecol Oncol. 2001;82(2):223-8.

[23] Konstantinopoulos PA, Ceccaldi R, Shapiro GI, et al. Homologous recombination deficiency: exploiting the fundamental vulnerability of ovarian cancer. Cancer Discov. 2015;5(11):1137-54.

[24] Hirasawa A, Imoto I, Naruto T, et al. Prevalence of pathogenic germline variants detected by multigene sequencing in unselected Japanese patients with ovarian cancer. Oncotarget. 2017;8(68):112258-67.

[25] Evans DG, Gaarenstroom KN, Stirling D, et al. Screening for familial ovarian cancer: poor survival of BRCA1/2 related cancers. J Med Genet. 2009;46(9):593-7.

7　林奇综合征相关泌尿系统恶性肿瘤

Hisashi Hasumi 和 Masahiro Yao*

摘要

林奇综合征是由错配修复（MMR）基因胚系突变引起的遗传性肿瘤综合征。越来越多的证据表明，林奇综合征患者患上尿路上皮癌（UTUC）的风险增加，上尿路上皮癌已成为发病率第三高的林奇综合征相关恶性肿瘤。UTUC 普遍筛查显示，约 5％ 的 UTUC 与林奇综合征相关，表明 UTUC 患者的病史和家族史至关重要。研究表明，林奇综合征患者患膀胱癌和前列腺癌风险增加。但由于这些癌症在普通人群中发病率也较高，疾病之间潜在的关联可能需要进一步研究。

关键词

林奇综合征；上尿路上皮癌（UTUC）；错配修复（MMR）基因；
MSH2；*MSH6*

7.1　概述

林奇综合征是一种遗传性肿瘤综合征，由错配修复（MMR）基因 *MLH1*、*MSH2*、*MSH6* 和 *PMS2* 胚系突变导致；或 *EPCAM* 基因 3′端外显子胚系缺失，使下游基因 *MSH2* 启动子超甲基化，导致表观遗传沉默[1,2]。林奇综合征患者最常患结肠癌，此外还易患各种结肠外肿瘤，包括子宫内膜癌、卵巢癌、尿路上皮癌、膀胱癌、小肠癌、胰腺癌、肝胆管癌、脑肿

---

*H. Hasumi(✉) · M. Yao
日本横滨市，横滨市立大学，泌尿外科
e-mail：hasumi@yokohama-cu.ac.jp

瘤和皮脂腺肿瘤[3-6]。对 121 个林奇综合征家族的研究表明，结肠外肿瘤终生累积发病风险为 37.5%（95%置信区间：34.0%~40.1%）[4]。在林奇综合征相关结肠外肿瘤中，UTUC 是第三常见的林奇综合征相关恶性肿瘤。此外，一些病例报道表明，林奇综合征与膀胱癌或前列腺癌之间存在潜在联系。在本章中，我们将介绍如何管理林奇综合征相关泌尿系统恶性肿瘤，以及如何从患有 UTUC 的患者中鉴别出林奇综合征患者。

7.2　林奇综合征中的上尿路上皮癌（UTUC）

虽然 UTUC 是一种相对罕见的疾病（约占所有泌尿系统恶性肿瘤的 5%），但在林奇综合征相关恶性肿瘤中排第三，占林奇综合征相关恶性肿瘤的 5%，仅次于结肠癌（63%）和子宫内膜癌（9%）[7-9]。UTUC 在临床上倾向于表现为一种侵袭性尿路上皮癌，与膀胱癌相比，具有更高的分期和分级，早期发现是管理林奇综合征相关 UTUC 的关键[10,11]。由于尿液细胞学检查的敏感性有限，同时逆行性肾盂造影或输尿管镜检查给患者造成的身体负担大，因此尿液分析和计算机断层扫描相结合是一种有效的筛查方法，可用于早期发现林奇综合征相关 UTUC[12]。

UTUC 普遍筛查显示，错配修复蛋白（包括 MSH2 和 MSH6）缺失占 UTUC 全部病例的 5.0%~11.3%，表明 MMR 基因缺失可能是肿瘤发生的关键驱动因素[9,13,14]。大多数林奇综合征相关 UTUC 患者（64%）既往有其他林奇综合征相关癌症病史（结直肠癌最常见）[13]。因此，泌尿科医生应仔细从 UTUC 患者处获取林奇综合征相关恶性肿瘤的病史和家族史，并对怀疑为林奇综合征的 UTUC 病例进一步筛查。

临床诊断标准（阿姆斯特丹标准和修订版贝塞斯达指南）可用于识别具有林奇综合征风险的个体，但这些标准旨在鉴别结肠癌患者是否患林奇综合征，而对结肠外肿瘤患者效果有限[15]。林奇综合征相关 UTUC 患者平均年龄为 64 岁（UTUC 患者总体患病年龄为 70 岁），且通常缺乏与尿路上皮癌相关的典型风险因素（如吸烟等）[13]。组织学上，林奇综合征相关 UTUC 呈现反向生长模式，肿瘤内淋巴细胞增多，且存在肿瘤/基质界面[9,13]。这些临床病理特征有助于临床医生进一步筛查林奇综合征。

MMR 基因突变导致 DNA 错配修复功能缺陷，微卫星不稳定性（MSI）可作为林奇综合征的分子标志[1]。林奇综合征相关结肠癌中 MSI 已得到了充分验证，但林奇综合征相关结肠外肿瘤中 MSI 还需进一步验证[14,16-18]，事实上，林奇综合征相关 UTUC 中微卫星可能是稳定的[14]。因此，MMR 基因免疫组织化学（IHC）检测被广泛用于林奇综合征相关

UTUC 的筛查。林奇综合征需要通过 MMR 基因检测确诊。

7.3　林奇综合征与膀胱癌之间可能存在联系

　　林奇综合征相关膀胱癌的发病率目前仍存在争议,此类肿瘤在普通人群中发病率也很高[15,19-21]。病例报道显示,林奇综合征患者膀胱癌发病风险增加。研究表明,*MSH2* 突变携带者中有 6.2% 患膀胱癌[21]。此外,UTUC 可能会种植到膀胱而混淆诊断结果,因此林奇综合征患者膀胱癌的发病率需要进一步研究[15]。

7.4　林奇综合征与前列腺癌之间可能存在联系

　　最近报道表明,前列腺癌与林奇综合征之间存在潜在联系。公共数据库分析结果显示,MMR 突变携带家族中所有男性患前列腺癌的风险约为 2.28%(95% 置信区间:1.37%～3.19%)[22]。丹麦 288 个林奇综合征家族中,70 岁时患前列腺癌的累积风险为 3.7%(95% 置信区间:2.3%～4.9%),另一组研究显示,188 例男性林奇综合征患者的前列腺癌患病率为 4.87%(95% 置信区间:2.43%～8.71%)[23,24]。由于前列腺特异性抗原(PSA)是早期筛查前列腺癌中最容易检测的标志物,因此建议对林奇综合征患者定期监测 PSA。

7.5　化疗耐药睾丸癌存在 MSI-H

　　与膀胱癌和前列腺癌等其他泌尿系统恶性肿瘤相比,睾丸癌更为罕见。迄今为止,还没有林奇综合征相关睾丸癌的报道。由于一部分化疗耐药睾丸癌表现出 MSI-H,可考虑对化疗耐药的睾丸癌患者进行 MMR 蛋白 IHC 和 MSI 检测[25]。

7.6　结论

　　UTUC 在林奇综合征患者中发病率为 5%,是林奇综合征第三常见的恶性肿瘤。研究表明,林奇综合征与其他泌尿系统恶性肿瘤(包括膀胱癌和前列腺癌)之间可能存在联系。泌尿科医生应了解林奇综合征相关 UTUC,并对疑似林奇综合征的 UTUC 病例进行筛查。

▌参考文献▌

[1] Baretti M，Le DT. DNA mismatch repair in cancer. Pharmacol Ther. 2018;189:45-62.

[2] Ligtenberg MJ，Kuiper RP，Chan TL，et al. Heritable somatic methylation and inactivation of MSH2 in families with Lynch syndrome due to deletion of the 3′ exons of TACSTD1. Nat Genet. 2009;41:112-7.

[3] Bonis PA，Trikalinos TA，Chung M，et al. Hereditary nonpolyposis colorectal cancer：diagnostic strategies and their implications. Evid Rep Technol Assess(Full Rep). 2007,(150):1-180.

[4] Barrow E，Robinson L，Alduaij W，et al. Cumulative lifetime incidence of extracolonic cancers in Lynch syndrome：a report of 121 families with proven mutations. Clin Genet. 2009;75:141-9.

[5] Watson P，Riley B. The tumor spectrum in the Lynch syndrome. Familial Cancer. 2005;4:245-8.

[6] Watson P，Vasen HFA，Mecklin JP，et al. The risk of extra-colonic，extra-endometrial cancer in the Lynch syndrome. Int J Cancer. 2008;123:444-9.

[7] Rouprêt M，Yates DR，Comperat E，et al. Upper urinary tract urothelial cell carcinomas and other urological malignancies involved in the hereditary nonpolyposis colorectal cancer(lynch syndrome) tumor spectrum. Eur Urol. 2008;54:1226-36.

[8] Barrow PJ，Ingham S，O′Hara C，et al. The spectrum of urological malignancy in Lynch syndrome. Familial Cancer. 2013;12:57-63.

[9] Urakami S，Inoshita N，Oka S，et al. Clinicopathological characteristics of patients with upper urinary tract urothelial cancer with loss of immunohistochemical expression of the DNA mismatch repair proteins in universal screening. Int J Urol. 2018;25:151-6.

[10] Blaszyk H，Wang L，Dietmaier W，et al. Upper tract urothelial carcinoma：a clinicopathologic study including microsatellite instability analysis. Mod Pathol. 2002;15:790-7.

[11] Zhang B，Yu W，Feng X，et al. Prognostic significance of PD-L1 expression on tumor cells and tumor-infiltrating mononuclear cells

in upper tract urothelial carcinoma. Med Oncol. 2017;34;94.

[12] Myrhøj T,Andersen MB,Bernstein I. Screening for urinary tract cancer with urine cytology in Lynch syndrome and familial colorectal cancer. Familial Cancer. 2008;7;303-7.

[13] Harper HL,McKenney JK,Heald B,et al. Upper tract urothelial carcinomas;frequency of association with mismatch repair protein loss and lynch syndrome. Mod Pathol. 2017;30;146-56.

[14] Metcalfe MJ, Petros FG, Rao P, et al. Universal point of care testing for Lynch syndrome in patients with upper tract urothelial carcinoma. J Urol. 2018;199;60-5.

[15] Huang D,Matin SF,Lawrentschuk N,et al. Systematic review;an update on the spectrum of urological malignancies in Lynch syndrome. Bladder Cancer. 2018;4;261-8.

[16] Kuismanen SA,Moisio AL,Schweizer P,et al. Endometrial and colorectal tumors from patients with hereditary nonpolyposis colon cancer display different patterns of microsatellite instability. Am J Pathol. 2002;160;1953-8.

[17] Hause RJ, Pritchard CC, Shendure J, et al. Classification and characterization of microsatellite instability across 18 cancer types. Nat Med. 2016;22;1342-50.

[18] Mork M,Hubosky SG,Rouprêt M,et al. Lynch syndrome;a primer for urologists and panel recommendations. J Urol. 2015;194;21-9.

[19] Win AK, Lindor NM, Young JP, et al. Risks of primary extracolonic cancers following colorectal cancer in lynch syndrome. J Natl Cancer Inst. 2012;104;1363-72.

[20] Joost P,Therkildsen C,Dominguez-Valentin M,et al. Urinary tract cancer in Lynch syndrome;increased risk in carriers of MSH2 mutations. Urology. 2015;86;1212-7.

[21] Skeldon SC,Semotiuk K,Aronson M,et al. Patients with Lynch syndrome mismatch repair gene mutations are at higher risk for not only upper tract urothelial cancer but also bladder cancer. Eur Urol. 2013;63;379-85.

[22] Ryan S,Jenkins MA,Win AK. Risk of prostate cancer in Lynch syndrome;a systematic review and meta-analysis. Cancer Epidemiol Biomark Prev. 2014;23;437-49.

[23] Dominguez-Valentin M, Joost P, Therkildsen C, et al. Frequent mismatch-repair defects link prostate cancer to Lynch syndrome. BMC Urol. 2016;16:15.

[24] Haraldsdottir S, Hampel H, Wei L, et al. Prostate cancer incidence in males with Lynch syndrome. Genet Med. 2014;16:553-7.

[25] Mayer F, Wermann H, Albers P, et al. Histopathological and molecular features of late relapses in non-seminomas. BJU Int. 2011;107:936-43.

8 林奇综合征筛查

Tatsuro Yamaguchi*

摘要

迄今为止,已使用多种方法对林奇综合征患者进行筛查。阿姆斯特丹标准Ⅰ/Ⅱ和贝塞斯达指南已在临床上用于有家族性肿瘤史患者的筛查。但由于这些筛查方法不能筛选出所有微卫星不稳定性(MSI)结直肠癌,因此建议对所有结直肠癌和子宫内膜癌患者使用 MSI 检测或错配修复蛋白 IHC 检测进行普遍筛查。错配修复蛋白 IHC 检测的有效性与 MSI 检测相似,但 IHC 检测更方便,也有助于指导基因检测。一些机构也推荐常规行基因检测,但将基因检测作为林奇综合征的普遍筛查方法还为时尚早。

关键词

林奇综合征;错配修复基因;阿姆斯特丹标准Ⅱ;修订版贝塞斯达指南;肿瘤筛查

8.1 引言

林奇综合征,旧称 HNPCC(遗传性非息肉病性结直肠癌),是一种常染色体显性遗传病,由错配修复基因(包括 *MLH1*、*MSH2*、*MSH6* 及 *PMS2*)胚系突变引起,是常见的遗传性肿瘤综合征之一。林奇综合征患者占结直肠癌患者的 $1\%\sim5\%$,全世界每 279 例结直肠癌患者中就有 1 例

* T. Yamaguchi(⊠)

日本东京市,东京都癌症与传染病中心驹达医院,临床遗传学

e-mail:tatsuro@yamaguchi.email.ne.jp

受到影响[1]。林奇综合征患者 80 岁时发生恶性肿瘤的风险约为 90%,亲属中有诊断为林奇综合征的人群也属于高危人群。为林奇综合征患者提供适当监测方案的前提是筛查出林奇综合征患者。在此,我们回顾了林奇综合征各种筛查方法。

8.2 临床筛查

8.2.1 阿姆斯特丹标准Ⅰ/Ⅱ

1990 年,国际 HNPCC 合作小组制定了首个临床筛查林奇综合征的标准[2]。该标准以会议举行地命名,称为阿姆斯特丹标准Ⅰ。阿姆斯特丹标准又称为"3-2-1 标准":3 代表三个亲属患有结直肠癌,其中一人是另两人的一级亲属;2 代表连续两代受到影响;1 代表有一人在 50 岁之前确诊林奇综合征。在制定阿姆斯特丹标准Ⅰ时,林奇综合征的致病基因尚未确定。1993 年后,错配修复基因陆续被确定为林奇综合征的致病基因[3-5]。据报道,一些携带致病性错配修复基因胚系突变的家系,不符合阿姆斯特丹标准Ⅰ;一些家系符合阿姆斯特丹标准Ⅰ,但未检测到错配修复基因的致病性胚系突变。此外,随着对林奇综合征临床特征了解的深入,研究人员发现该标准未考虑到结肠外肿瘤(如子宫内膜癌、小肠癌、输尿管癌和肾盂癌),因而遗漏了部分林奇综合征患者。因此,1998 年国际 HNPCC 合作小组提出,将修订后的阿姆斯特丹标准(阿姆斯特丹标准Ⅱ)作为新的临床筛查标准来鉴别林奇综合征[6]。根据阿姆斯特丹标准Ⅱ,林奇综合征的筛查适用于符合以下所有条件的群体:①亲属中至少有三人患有与林奇综合征相关的癌症(如结直肠癌、子宫内膜癌、小肠癌、输尿管癌和肾盂癌);②其中一人是另两人的一级亲属;③至少连续两代受到影响;④至少一人在 50 岁前被确诊;⑤在结直肠癌病例(如果有)中排除家族性腺瘤性息肉病;⑥肿瘤需经病理检查证实。目前,阿姆斯特丹标准Ⅰ和阿姆斯特丹标准Ⅱ被用作林奇综合征的筛查标准,而不是诊断标准。

8.2.2 贝塞斯达指南和修订版贝塞斯达指南

为进一步筛查阿姆斯特丹标准Ⅰ遗漏的潜在林奇综合征患者,研究人员制定了贝塞斯达指南[7]。贝塞斯达指南包含了符合阿姆斯特丹标准 I 评估的结直肠癌遗传模式，同时囊括了其他常见的林奇综合征的特征。

2004 年，贝塞斯达指南针对以下几个问题进行了修订和完善：敏感性、特异性和成本效益[8]。根据修订后的贝塞斯达指南，符合以下任一标准的个体应接受 MSI 检测：①诊断结直肠癌时年龄小于 50 岁；②无论年龄大小，有同时或异时性林奇综合征相关肿瘤（结直肠癌、子宫内膜癌、胃癌、小肠癌、卵巢癌、胰腺癌、输尿管癌、肾盂癌、胆管癌、脑肿瘤、皮脂腺瘤和角化棘皮瘤）；③确诊结直肠癌时年龄小于 60 岁，且具有 MSI-H 组织学表现（肿瘤浸润淋巴细胞，克罗恩样淋巴反应，黏液/印戒细胞分化或髓样生长模式）；④一名或多名一级亲属确诊林奇综合征相关肿瘤，其中一人确诊年龄小于 50 岁；⑤两名或多名一级或二级亲属（无论年龄大小）确诊林奇综合征相关肿瘤。研究显示，27%～41%的林奇综合征家系符合阿姆斯特丹标准[9-10]，68%～89%符合修订版贝塞斯达指南[8]。因此，使用修订版贝塞斯达指南可筛选出更多林奇综合征患者[9]。

8.2.3　耶路撒冷共识

耶路撒冷研讨会于 2009 年 10 月举行，其目的是促进林奇综合征的最佳治疗方式达成共识，推动林奇综合征的临床管理[11]。由于许多林奇综合征患者没有足够家族史数据来构建合适的家系图谱，即使是修订版贝塞斯达指南也不能检测出所有 MSI 结直肠癌。因此，研讨会建议所有 70 岁以下的结直肠癌患者均需行 IHC 检测四种 DNA 错配修复蛋白或 MSI 检测。四个大型队列研究分析表明，将符合贝塞斯达指南的老年患者纳入耶路撒冷共识中进一步筛选，可提高林奇综合征诊断的敏感性[9]。

8.2.4　全民肿瘤筛查

基因组技术实践与预防评估工作组[12]、美国国立综合癌症网络、美国结直肠癌多学会工作组[13-16]、美国妇科肿瘤学会[17]、美国妇产科学院[18]及健康人民 2020 目标[19]等学会均推荐：所有结直肠癌和子宫内膜癌患者均需行林奇综合征肿瘤筛查，包括 MSI 检测或错配修复蛋白 IHC 检测。根据普遍筛查结果，2.8%的结直肠癌患者检测到 MMR 基因致病性突变[20]。但 IHC 和 MSI 检测无法做到 100%准确度，因此，即使是普遍筛查也会漏掉部分林奇综合征患者[12]。林奇综合征普遍筛查的增量成本-效益比约为每年 31391 美元[21]。专家们一致认为，每年治疗患者的增量成本-效益比小于 50000 美元的干预措施具有成本效益，因此从经济角度来看，林奇综合征普遍筛查是可接受的[22]。

8.3　临床检测

8.3.1　微卫星不稳定性

微卫星不稳定性（MSI）的特征是在肿瘤 DNA 微卫星区域，错配修复系统缺陷导致复制错误积累。因此，检测微卫星不稳定性需比较正常组织和肿瘤组织 DNA 微卫星区域等位基因大小。通常使用五个微卫星标记位点，即美国国家癌症研究所（NCI）推荐的五个位点（*BAT-25*、*BAT-26*、*D2S123*、*D5S346* 和 *D17S250*）来评估微卫星不稳定性[7,23]。在缺乏相应正常组织 DNA 对照的情况下，准单态单核苷酸重复位点被证明具有高敏感性和高特异性[24-26]——在正常组织 DNA 中很少出现超出准单态变异范围的情况[27]。同时 NCI 建议使用 10 个微卫星的组合进行诊断，如其中出现至少 40％阳性，则定义为微卫星不稳定性（使用这些已定义的标记位点）[28]。此外，Pentaplex Panel（*BAT-25*、*BAT-26*、*NR-2*、*NR-24* 和 *NR-27*）和 Promega Panel（*BAT-25*、*BAT-26*、*NR-21*、*NR-24* 和 *Mono-27*）敏感性和特异性均高于 NCI[26,29]。

8.3.2　免疫组织化学染色

免疫组织化学染色可用于评估林奇综合征相关肿瘤中四种 MMR 蛋白的表达情况。表 8-1 描绘了错配修复蛋白和可疑致病基因的免疫组织化学表达模式。MLH1 和 PMS2 形成异二聚体，MSH2 和 MSH6 也形成异二聚体。PMS2 只与 MLH1 形成二聚体，而 MLH1 可与其他错配修复蛋白（包括 PMS2）形成异二聚体。同样，MSH6 只与 MSH2 形成二聚体，而 MSH2 可与其他错配修复蛋白（包括 MSH6）形成异二聚体。因此，*MLH1* 和 *MSH2* 基因突变和缺失分别导致 PMS2 和 MSH6 降解，反之则不然[30]。使用免疫组织化学法分析筛查错配修复蛋白的效果类似于更复杂的微卫星不稳定性基因分型策略[20],然而,免疫组织化学法更便利,有助于指导基因检测[31]。

表 8-1　错配修复蛋白和致病基因的免疫组织化学表达

项目		蛋白			
		MLH1	MSH2	MSH6	PMS2
基因	*MLH1*	—	＋	＋	—
	MSH2	＋	—	—	＋
	MSH6	＋	＋	—	＋
	PMS2	＋	＋	＋	—

8.3.3　通用基因检测

大多数林奇综合征患者肿瘤表现为微卫星不稳定性和(或)错配修复缺陷。然而任何一种检测并不完美。Moreira 等报道,在分析 4 个大型队列的混合数据后发现,1395 例没有错配修复缺陷的结直肠癌患者中检测到 12 例错配修复基因胚系突变[9]。一项针对林奇综合征的通用基因检测研究估计,2.2%的结直肠癌患者患有林奇综合征[20]。然而,基因检测的增量成本-效益比每年超过 100 万美元[21]。因此将基因检测推广为林奇综合征的筛查方法尚为时过早。

8.4　预测模型

利用患者及其亲属的癌症病史数据建立林奇综合征预测模型在 2006 年相继提出[32-34](表 8-2)。

表 8-2　林奇综合征预测模型的统一资源定位网址

预测模型	统一资源定位网址
MMRpredict[32]	Http://hnpccpredict. hgu. mrc. ac. uk/
MMRpro[33]	Https://projects. iq. harvard. edu/bayesmendel/mmrpro
PREMM$_5$[35]	Http://premm. dfci. harvard. edu/

　　根据患者及其亲属结直肠癌和子宫内膜癌数据建立了 MMRpredict 模型[32]。MMRpro 模型不仅使用结直肠癌和子宫内膜癌数据,还使用微卫星不稳定性状态[33]。PREMM 模型经过两次修订,当前版本为 PREMM$_5$。早期版本 PREMM$_{1,2,6}$ 为 *MLH1*、*MSH2* 和 *MSH6* 三个错配修复基因提供了单独的基因特异性风险评估[36];而当前版本评估了 *MLH1*、*MSH2*、*MSH6*、*PMS2* 和 *EPCAM* 基因突变总体累积概率[35]。Green 等对上述三种林奇综合征预测模型进行了研究,最终认为 MMRpredict 是预测结直肠癌患者患有林奇综合征的最佳模型[37]。然而,这些预测模型的荟萃分析并不能说明一个模型比其他模型具有更高的准确性,因为统计具有可变性、曲线下面积相似、置信区间高度重合[38]。对于 PREMM$_5$ 量化风险大于等于 2.5%,或 MMRpro 和 MMRpredict 量化风险大于等于 5% 的个体,建议行遗传学评估和基因检测[35,38,39]。

▌参考文献▌

[1]　Win AK,Jenkins MA,Dowty JG,et al. Prevalence and penetrance of major genes and polygenes for colorectal cancer. Cancer Epidemiol Biomark Prev. 2017;26:404-12.

[2]　Vasen HF,Mecklin JP,Khan PM,et al. The International Collaborative Group on Hereditary Non-polyposis Colorectal Cancer (ICG-HNPCC). Dis Colon Rectum. 1991;34:424-5.

[3]　Bronner CE,Baker SM,Morrison PT,et al. Mutation in the DNA mismatch repair gene homolog hMLH1 is associated with hereditary non-polyposis colon cancer. Nature. 1994;368:258-61.

[4]　Fishel R,Lescoe MK,Rao MR,et al. The human mutator gene homolog MSH2 and its association with hereditary nonpolyposis colon cancer. Cell. 1993;75:1027-38.

[5]　Miyaki M,Konishi M,Tanaka K,et al. Germline mutation of MSH6 as the cause of hereditary nonpolyposis colorectal cancer. Nat Genet. 1997;17:271-2.

[6]　Vasen HF,Watson P,Mecklin JP,et al. New clinical criteria for hereditary nonpolyposis colorectal cancer (HNPCC, Lynch syndrome) proposed by the International Collaborative group on HNPCC. Gastroenterology. 1999;116:1453-6.

[7]　Rodriguez-Bigas MA,Boland CR,Hamilton SR,et al. A National

Cancer Institute Workshop on Hereditary Nonpolyposis Colorectal Cancer Syndrome: meeting highlights and Bethesda guidelines. J Natl Cancer Inst. 1997;89:1758-62.

[8] Umar A, Boland CR, Terdiman JP, et al. Revised Bethesda guidelines for hereditary nonpolyposis colorectal cancer (Lynch syndrome) and microsatellite instability. J Natl Cancer Inst. 2004; 96:261-8.

[9] Moreira L, Balaguer F, Lindor N, et al. Identification of Lynch syndrome among patients with colorectal cancer. JAMA. 2012;308: 1555-65.

[10] Vasen HF. Clinical diagnosis and management of hereditary colorectal cancer syndromes. J Clin Oncol. 2000;18:81S-92S.

[11] Boland CR, Shike M. Report from the Jerusalem workshop on Lynch syndrome-hereditary nonpolyposis colorectal cancer. Gastroenterology. 2010;138:2197. e1-7.

[12] Evaluation of Genomic Applications in Practice and Prevention (EGAPP) Working Group. Recommendations from the EGAPP Working Group: genetic testing strategies in newly diagnosed individuals with colorectal cancer aimed at reducing morbidity and mortality from Lynch syndrome in relatives. Genet Med. 2009;11: 35-41.

[13] Giardiello FM, Allen JI, Axilbund JE, et al. Guidelines on genetic evaluation and management of Lynch syndrome: a consensus statement by the US Multi-society Task Force on colorectal cancer. Am J Gastroenterol. 2014;109:1159-79.

[14] Giardiello FM, Allen JI, Axilbund JE, et al. Guidelines on genetic evaluation and management of Lynch syndrome: a consensus statement by the US Multi-society Task Force on colorectal cancer. Gastroenterology. 2014;147:502-26.

[15] Giardiello FM, Allen JI, Axilbund JE, et al. Guidelines on genetic evaluation and management of Lynch syndrome: a consensus statement by the US Multi-society Task Force on colorectal cancer. Dis Colon Rectum. 2014;57:1025-48.

[16] Giardiello FM, Allen JI, Axilbund JE, et al. Guidelines on genetic evaluation and management of Lynch syndrome: a consensus statement by the US Multi-society Task Force on colorectal

cancer. Gastrointest Endosc. 2014;80;197-220.

[17] Lancaster JM,Powell CB,Chen LM,et al. Society of Gynecologic Oncology statement on risk assessment for inherited gynecologic cancer predispositions. Gynecol Oncol. 2015;136;3-7.

[18] Committee on Practice Bulletins-Gynecology, Society of Gynecologic Oncology. ACOG practice bulletin No. 147: Lynch syndrome. Obstet Gynecol. 2014;124;1042-54.

[19] Green RF, Ari M, Kolor K, et al. Evaluating the role of public health in implementation of genomics-related recommendations: a case study of hereditary cancers using the CDC Science Impact Framework. Genet Med. 2019;21(1);28-37.

[20] Hampel H,Frankel WL,Martin E,et al. Screening for the Lynch syndrome (hereditary nonpolyposis colorectal cancer). N Engl J Med. 2005;352;1851-60.

[21] Mvundura M,Grosse SD,Hampel H,et al. The cost-effectiveness of genetic testing strategies for Lynch syndrome among newly diagnosed patients with colorectal cancer. Genet Med. 2010;12;93-104.

[22] Grosse SD, Palomaki GE, Mvundura M, et al. The cost-effectiveness of routine testing for Lynch syndrome in newly diagnosed patients with colorectal cancer in the United States: corrected estimates. Genet Med. 2015;17;510-1.

[23] Boland CR,Thibodeau SN,Hamilton SR,et al. A National Cancer Institute workshop on microsatellite instability for cancer detection and familial predisposition: development of international criteria for the determination of microsatellite instability in colorectal cancer. Cancer Res. 1998;58;5248-57.

[24] Suraweera N, Duval A, Reperant M, et al. Evaluation of tumor microsatellite instability using five quasimonomorphic mononucleotide repeats and pentaplex PCR. Gastroenterology. 2002;123;1804-11.

[25] Buhard O,Cattaneo F,Wong YF,et al. Multipopulation analysis of polymorphisms in five mononucleotide repeats used to determine the microsatellite instability status of human tumors. J Clin Oncol. 2006;24;241-51.

[26] Murphy KM, Zhang S, Geiger T, et al. Comparison of the

microsatellite instability analysis system and the Bethesda panel for the determination of microsatellite instability in colorectal cancers. J Mol Diagn. 2006;8:305-11.

[27]　Patil DT,Bronner MP,Portier BP,et al. A five-marker panel in a multiplex PCR accurately detects microsatellite instability-high colorectal tumors without control DNA. Diagn Mol Pathol. 2012; 21:127-33.

[28]　Dietmaier W,Wallinger S,Bocker T,et al. Diagnostic microsatellite instability:definition and correlation with mismatch repair protein expression. Cancer Res. 1997;57:4749-56.

[29]　Xicola RM, Llor X, Pons E, et al. Performance of different microsatellite marker panels for detection of mismatch repair-deficient colorectal tumors. J Natl Cancer Inst. 2007;99:244-52.

[30]　Hall G,Clarkson A,Shi A,et al. Immunohistochemistry for PMS2 and MSH6 alone can replace a four antibody panel for mismatch repair deficiency screening in colorectal adenocarcinoma. Pathology. 2010;42:409-13.

[31]　Hampel H,Frankel WL,Martin E,et al. Feasibility of screening for Lynch syndrome among patients with colorectal cancer. J Clin Oncol. 2008;26:5783-8.

[32]　Barnetson RA,Tenesa A,Farrington SM,et al. Identification and survival of carriers of mutations in DNA mismatch-repair genes in colon cancer. N Engl J Med. 2006;354:2751-63.

[33]　Chen S,Wang W,Lee S,et al. Prediction of germline mutations and cancer risk in the Lynch syndrome. JAMA. 2006; 296: 1479-87.

[34]　Balmaña J,Stockwell DH,Steyerberg EW,et al. Prediction of MLH1 and MSH2 mutations in Lynch syndrome. JAMA. 2006; 296:1469-78.

[35]　Kastrinos F,Uno H,Ukaegbu C,et al. Development and validation of the PREMM(5)model for comprehensive risk assessment of Lynch syndrome. J Clin Oncol. 2017;35:2165-72.

[36]　Kastrinos F,Steyerberg EW,Mercado R,et al. The PREMM(1,2, 6) model predicts risk of MLH1, MSH2, and MSH6 germline mutations based on cancer history. Gastroenterology. 2011;140: 73-81.

［37］　Green RC，Parfrey PS，Woods MO，et al. Prediction of Lynch syndrome in consecutive patients with colorectal cancer. J Natl Cancer Inst. 2009；101；331-40.

［38］　Win AK，Macinnis RJ，Dowty JG，et al. Criteria and prediction models for mismatch repair gene mutations：a review. J Med Genet. 2013；50；785-93.

［39］　Kastrinos F，Ojha RP，Leenen C，et al. Comparison of prediction models for Lynch syndrome among individuals with colorectal cancer. J Natl Cancer Inst. 2015；108（2）；djv308.

9 林奇综合征患者结肠镜监测

Takeshi Nakajima*

摘要

对于林奇综合征患者,胃肠外科医生和(或)内镜医生应负责术后剩余大肠异时性结直肠癌的随访监测。同时也应重视其他林奇综合征相关肿瘤(如胃癌和十二指肠癌)的监测。这种监测同样适用于与林奇综合征先证者有相同致病变异的亲属。在本章中,我们介绍了最新的指南和多中心研究的报道,并概述了林奇综合征患者出现胃肠道癌症的风险。

关键词

林奇综合征;监测;结直肠腺瘤;结直肠癌;结肠镜;胃肠内镜

9.1 简介

研究表明,林奇综合征患者发生结直肠癌的风险较高,术后发生异时性结直肠癌的风险显著增加。为了早期发现结直肠癌并尽早切除"腺瘤"样癌前病变,有必要对林奇综合征患者进行终生结肠镜监测[1,2]。2000年,Järvinen 等报道了一项长达 15 年的结肠镜随访监测对照试验结果[3]。在这项研究中,作者比较了 2 个队列 22 个林奇综合征家系中高危成员结直肠癌的发病率和生存率:①对 133 例林奇综合征患者安排了每 3 年 1 次的结肠镜监测;②119 例林奇综合征患者作为对照组未行结肠镜监测。结果表明,每 3 年 1 次的结肠镜监测不仅可以预防一半以上结直肠癌患者发

* T. Nakajima(✉)

日本东京市,癌症研究医院,临床遗传学

e-mail:takeshi. nakajima@jfcr. or. jp

病，还将结直肠癌的总体死亡率降低65％。然而，其他一些观察性研究证实，在每2～3年1次的结肠镜监测期间，部分患者仍有进展期结直肠癌发病风险，因此建议将结肠镜监测的时间调整为每年1次[4,5]。此外，许多报道推荐林奇综合征患者行结肠镜监测的起始时间应为20～25岁[6]。

9.2　林奇综合征患者结肠镜监测推荐指南简介

9.2.1　北美洲

9.2.1.1　美国国立综合癌症网络临床实践指南

美国国立综合癌症网络（National Comprehensive Cancer Network，NCCN）已经发布《遗传性/家族性高风险评估：结直肠》于临床实践指南[7]。根据该指南，依据家系中错配修复（MMR）基因（*MLH1*、*MSH2*、*MSH6*、*PMS2*、*EPCAM*）致病性突变检测结果，目标群体可分为三类：①家族性林奇综合征相关致病基因突变结果阳性的个体；②未行遗传性基因检测的个体；③家族性林奇综合征相关致病基因突变结果阴性的个体。对于①和②类个体，结肠镜监测应从20～25岁开始，但如果家族中存在诊断年龄在25岁之前的结直肠癌患者，结肠镜监测起始时间则应比最早的诊断年龄提前2～5年（表9-1）。同时，从家族成员中诊断为结直肠癌患者的最小年龄开始，建议每1～2年重复进行结肠镜监测。对于③类个体，建议参照指南中结直肠癌平均患病风险个体部分进行结肠镜监测。在满足②的个体中，符合修订后贝塞斯达指南、阿姆斯特丹标准的患者以及采用其中一种预测模型（MMRpro，PREMM₅或MMRpredict）显示有5％林奇综合征预测风险的患者都应包括在③类个体内。

表 9-1　林奇综合征相关结直肠癌患者的结肠镜监测：各专业学会的建议和指南

学会	结肠镜监测建议	
	年龄	间隔时间
美国国立综合癌症网络（NCCN）	20～25岁	每1～2年1次
	如果在25岁之前被诊断为结直肠癌，则先于最早诊断年龄2～5年	

学会	结肠镜监测建议	
	年龄	间隔时间
美国结直肠癌多学会工作组（USMSTF）	从 20～25 岁开始，每 1～2 年 1 次；如果在 25 岁之前被诊断为结直肠癌，则先于最早诊断年龄 2～5 年	MMR 基因致病性突变的个体每年 1 次
	MSH6：30 岁　　*PMS2*：35 岁	
美国胃肠病学会（ACG）	20～25 岁（*MLH1*/*MSH2* 致病性突变）	每 1～2 年 1 次（不设上限）
	25～30 岁（*MSH6*/*PMS2* 致病性突变）	
美国临床肿瘤学会（ASCO）	从 20～25 岁开始	每 1～2 年 1 次
	早于家族中最小病例年龄 5 年	
欧洲肿瘤内科学会（ESMO）	*MLH1*/*MSH2*：25 岁	每 1～2 年 1 次
	MSH6/*PMS2*：35 岁	
欧洲遗传性肿瘤小组（EHTG）	20～25 岁	每 1～2 年 1 次
欧洲消化肿瘤学会（ESDO）	20～25 岁（染色内镜）	每 2 年 1 次，截至 75 岁
英国胃肠病学会（BSG）/大不列颠及爱尔兰肛肠协会（ACPGBI）/英国肿瘤基因小组（UKCGG）遗传性结直肠癌治疗指南	*MLH1*/*MSH2*：25 岁	每 2 年 1 次，截至 75 岁
	MSH6/*PMS2*：35 岁	

9.2.1.2　美国结直肠癌多学会工作组

美国结直肠癌多学会工作组（The U. S. Multi-Society Task Force on Colorectal Cancer，USMSTF）与受邀专家合作制定了一系列指导方针，以此来协助医疗保健人员选择合适的遗传检测，同时对易受林奇综合征影响的高风险个体进行管理[8-10]。该工作组建议，对于林奇综合征相关结直肠癌高危人群（患者的一级亲属）或林奇综合征患者本人，从 20～25 岁开始每 1～2 年进行 1 次结肠镜监测。若家族中有患者在 25 岁之前被诊断为结直肠癌，则监测时间可提前至该家族中最小患者诊断年龄之前的 2～5 年。

9.2.1.3　美国胃肠病学会

美国胃肠病学会（American College of Gastroenterology，ACG）也提出了如下建议：对于有林奇综合征风险或受其影响的个体，应从 20～25 岁开始至少每 2 年进行 1 次结肠镜监测。对于 MMR 基因致病性突变的病例，应考虑每年进行结肠镜监测[11]。

9.2.1.4　美国临床肿瘤学会

美国临床肿瘤学会（American Society of Clinical Oncology，ASCO）也于 2015 年发布了指南[12]。在诊断结直肠癌时，每位患者都应评估遗传性肿瘤综合征的发病风险。林奇综合征患者每 1～2 年应进行 1 次结肠镜监测，监测时间应从 20～25 岁开始或家族中最早病例发现前 5 年开始。此外，结肠镜监测时间不设上限。

9.2.2　欧洲国家指南

9.2.2.1　欧洲肿瘤内科学会指南

2019 年，欧洲肿瘤内科学会（European Society for Medical Oncology，ESMO）也发布了结肠镜监测方法[13]。由于林奇综合征患者在 25 岁之前诊断为结直肠癌的可能性不大，且 *MSH6* 和 *PMS2* 致病性突变携带者的结直肠癌发病风险远低于 *MLH1* 或 *MSH2* 致病性突变携带者，因此对于携带 *MLH1* 或 *MSH2* 致病性突变的林奇综合征个体，建议从 25 岁开始进行结肠镜监测。对于具有 *MSH6* 或 *PMS2* 致病性突变的林奇综合征个体，建议从 35 岁开始进行结肠镜监测。在所有病例中，应考虑家系中成员最早发病年龄，并提前 5 年进行结肠镜监测。建议对无症状林奇综合征患者每 1～2 年进行 1 次结肠镜监测。

9.2.2.2　欧洲遗传性肿瘤小组（EHTG）指南

2007 年，欧洲遗传性肿瘤小组（原 Mallorca 小组）发表了林奇综合征患者临床管理指南[14]。随后大量临床研究探讨林奇综合征管理，工作小组分别于 2011 年和 2012 年在西班牙帕尔马举办了指南修订研讨会。会上，每 3 年 1 次的结肠镜监测时间有效性得到了证实。鉴于每 2～3 年 1 次的结肠镜检查仍能监测到（进展期）结直肠癌出现，专家推荐致病性突变携带者每 1～2 年进行 1 次结肠镜监测[6]。

9.2.2.3　欧洲消化肿瘤学会

2018 年，在第 20 届世界胃肠癌大会上，欧洲消化肿瘤学会（European

Society of Digestive Oncology,ESDO)专家回顾了当前针对上述遗传性胃肠癌患者和高危人群的防治方法[15]。结肠镜监测是降低死亡率的主要手段,任何诊断为 MMR 基因致病性突变的个体应每 1～2 年进行 1 次结肠镜监测。如果条件允许,应采用染色内镜进行结肠镜监测。

9.2.2.4　英国胃肠病学会/大不列颠及爱尔兰肛肠协会/英国肿瘤基因小组遗传性结直肠癌治疗指南

该指南是对 2010 年英国胃肠病学会/大不列颠及爱尔兰肛肠协会(BSG/ACPGBI)指南中中高危人群结肠镜监测的更新[16]。该指南建议对所有林奇综合征患者每隔 2 年进行 1 次结肠镜监测。*MLH1* 和 *MSH2* 致病性突变个体开始监测的年龄为 25 岁,*MSH6* 和 *PMS2* 致病性突变个体开始监测的年龄为 35 岁。

9.3　林奇综合征患者结肠癌监测的最新报告

近年来,欧洲和美国已建立了多个林奇综合征前瞻性队列研究小组,欧洲遗传肿瘤小组建立的"前瞻性林奇综合征数据库(the Prospective Lynch Syndrome Database,PLSD)"便属于其中之一[17]。研究初期,共有 1942 例未患癌症的林奇综合征患者进行了登记[18]。对其中 *MLH1*、*MSH2*、*MSH6* 和 *PMS2* 基因致病性突变携带者随访显示,在 70 岁时结直肠癌的累积发病率分别为 46%、35%、20% 和 10%。持续进行结肠镜监测的有效性已得到证实。在 PLSD 中,可根据性别、癌症史和易感基因通过在线软件绘制显示林奇综合征相关癌症的发病风险图。PLSD 可作为林奇综合征遗传风险咨询的有用工具。

接下来,2018 年报道了包括癌症患者在内的 3119 例患者的补充分析结果[19]。在 75 岁时,林奇综合征患者中致病基因 *MLH1*、*MSH2* 和 *MSH6* 突变相关结直肠癌的累积发病率分别为 46%、43% 和 15%。在上述所有数据中,具有 *PMS2* 致病性突变患者的癌症发生风险为 0,但是 Broeke 等报道了具有 *PMS2* 致病性突变的林奇综合征患者的结直肠癌发病风险[20]。对所有 284 个家系(一级和二级亲属 4878 人)中 *PMS2* 致病性突变的分析显示,结直肠癌的发病率男性为 13%(95% 置信区间:7.9%～22%),女性为 12%(95% 置信区间:6.7%～21%)。结直肠外林奇综合征相关癌症的发病风险并不高,因此结肠镜监测可以满足常规筛查的要求。

2018 年,Engel 等比较了德国、荷兰和芬兰林奇综合征个体结肠镜监测结果[21]。三个国家推荐的结肠镜监测间隔时间分别为 1 年、1～2 年和 2～3 年。然而,截至报道发布时,三个国家的结直肠癌发病率和分期无显著差异。这项对比研究从 1984 年持续到 2015 年,研究团队对 2747 例林奇综合征个体(*MLH1*、*MSH2*、*MSH6*)进行了 16327 次结肠镜监测,并根据第一次结肠镜监测时是否患有结直肠癌将患者分为两组。结果显示,10 年结直肠癌累积发病率为 4.1%～18.4%。同时,在既往无结直肠癌病史组中,德国腺瘤的发病率高于其他国家,但在结直肠癌发病率上无显著差异。尽管检查间隔时间较短,但结直肠癌的发病率仍较高。与最初的预期相反,该团队并未发现较短的检查间隔时间与较低的结直肠癌发病率之间有关联。为此,他们对此结果进行了讨论。在散发性结直肠癌中,一般认为腺瘤导致的结直肠癌需要 10 年甚至更长时间。然而,在林奇综合征个体中,小腺瘤可能更快地发展并转化为结直肠癌,甚至在 1～2 年内就可发生,导致检测腺瘤的时间窗极为短暂,大多数腺瘤在被发现之前已转变为恶性肿瘤。结肠镜监测的目的不仅是控制结直肠癌发病率和死亡率,也是为了减少患者手术负担。医生需要了解林奇综合征患者发生结直肠癌的机制并进行高质量的结肠镜监测。由于具有局限性,本研究仅提供了腺瘤检出率,没有关于结肠镜检查质量的其他数据(如肠道准备状态、盲肠插管率、观察时间)。

9.4　林奇综合征相关结直肠癌的致癌分子机制

对于实施结肠镜监测的医生来说,了解林奇综合征患者结直肠癌的发病机制至关重要。林奇综合征患者发生结直肠腺瘤的时间可能较早(<40 岁)且伴有 MSI-H。即使这些腺瘤比散发性腺瘤小,但可能具有更不典型的表型和更短的癌变时间[22,23]。Kloor 等利用免疫组织化学法分析了 10 例林奇综合征患者和对照组(*n* = 9)中非肿瘤结肠黏膜 MMR 蛋白(MLH1,MSH2)和 EPCAM 的表达情况[24]。结果显示,在林奇综合征患者外观正常的结肠黏膜中存在 MMR 缺陷灶。Tanaka 等报道 MMR 缺陷在老年患者(年龄≥60 岁,81/86,94%)中更为常见,通常还伴有较大肿瘤体积(>5 mm,71/73,97%)和高度异型增生(50/51,98%)等特征[25]。最近,Ahadova 等报道了林奇综合征患者结直肠癌致病的三种分子机制模型[26]。他们通过免疫组织化学法评估林奇综合征患者腺瘤中 MMR 缺陷的发生率。在 MMR 系统继发性失活后,可从 MMR 缺陷的腺瘤中发现结直肠癌。然而,大多数结直肠癌是由 MMR 缺陷导致的癌前病变发展而来的,该过程可能发生在腺瘤期和非息肉病时期。因此,在结肠镜监测过程中,内镜医生不仅需要发现和切除息肉,也需要切除非息肉型的结直肠癌前病变。若在监测过程中发现新发病变,无论大小,都应尽可能积极地行内镜切除。如果在正常个体切除的息肉中发现了 MMR 缺陷,尤其是大于 5 mm 和(或)高度异型增生性腺瘤,应考虑行遗传咨询及 MMR 基因检测。

9.5 确保高质量的结肠镜检查

在西方国家的前瞻性队列研究中,结肠镜监测能发现结直肠腺瘤、黏膜内癌及许多进展期癌肿等新生癌变。由于林奇综合征患者进行结肠镜监测的最终目的是抑制进展期癌症的发展,其有效性有待进一步研究。在实施结肠镜检查并验证其有效性时,需保证结肠镜的检查质量。前文所述报道大多缺乏对结肠镜检查质控的描述,如肠道准备情况、盲肠插管率、观察时间、腺瘤检出率、息肉检出率等。

Rahmi 等进行了一项前瞻性多中心的随机试验,比较了林奇综合征患者行标准结肠镜检查和标准结肠镜检查联合靛蓝胭脂红全结肠染色内镜检查的效果[27]。从 2008 年 7 月到 2009 年 8 月,10 个中心共纳入 78 例符合条件的患者(中位年龄 45 岁)。结果显示,携带至少 1 个腺瘤的患者行染色内镜检查的检出率(32/78,41%)明显高于标准结肠镜检查的检出率(18/78,23%,$P < 0.001$)。这项结果表明染色内镜检查的应用可以显著提高林奇综合征患者结直肠腺瘤的检出率。

在法国的临床研究中,研究者试图在林奇综合征患者中实现结肠镜监测的质量控制,导致结直肠癌检出率降低至 1/353(0.3%)[28]。从 20 岁开始,每 2 年安排一次靛蓝胭脂红全结肠染色内镜检查。对结肠镜检测不完全、肠道准备不足、染色内镜检查不达标或腺瘤未检出的患者,结肠镜监测的时间也应该适时调整。内镜医生一般判断波士顿量表总分 > 6 分且任意一段结肠评分 > 2 分的肠道准备为最佳的肠镜准备。如果结肠镜检查中发现腺瘤,建议在 1 年(±3 个月)内再次行结肠镜检查。法国的这项监测方案需在大型前瞻性研究中应用。

9.6 图像增强结肠镜检查的有效性

除了白光内镜外,对先进成像模式(自体荧光成像、柔性光谱成像和窄带成像(NBI))有效性的研究也有报道。East 等报道了 NBI 的实用性[29]。对 62 例来自遗传性非息肉病性结直肠癌家系的患者进行结肠镜监测:从盲肠到乙状结肠与降结肠交界处进行 2 次结肠镜检查,第一次使用高清白光内镜,第二次使用 NBI 进行双盲检查。17/62(27%)的患者经白光内镜检查发现近端结肠至少有 1 个腺瘤。而 NBI 检测到这 27％的患者有额外的腺瘤存在。因此研究团队得出结论，在接受结肠镜监测的林奇综合征患者的近端结肠中使用 NBI 可以提高腺瘤的检出率，特别是对扁平形腺瘤较为有效。

Cellier 等开展了一项前瞻性、多中心、双盲临床试验，比较第三代 NBI 与靛蓝胭脂染色内镜（ICC）检测对林奇综合征患者结肠腺瘤的检出情况[30]。138 例患者在该双盲试验中接受了两次结肠内镜监测（先 NBI，后 ICC）。其中，28 例患者在首次 NBI 结肠内镜中至少检测到 1 个腺瘤（20.3％），42 例（30.4％）患者在 NBI 和 ICC 两次结肠镜检查后至少检测到 1 个腺瘤（95％置信区间：−0.1％～20.3％）。

2016 年 7 月至 2018 年 1 月，Rivero-Sánchez 等在西班牙 14 个中心进行了一项平行对照研究，研究对象为 MMR 基因致病性突变的成年人（60％为女性；平均年龄 47±14 岁）[31]。结果显示，全结肠染色内镜检查（34.4％；95％置信区间 26.4％～43.3％）与白光内镜检查（28.1％；95％置信区间 21.1％～36.4％）的置信区间重叠，腺瘤检出率无显著差异（$P=0.28$）。因此，如由经验相对丰富的内镜医生行内镜操作，高分辨率白光内镜并不比全结肠染色内镜检出效果差。

对于标准的结肠镜监测，为提高结肠黏膜的可视性、减少盲区、提高腺瘤检出率（adenoma detection rate，ADR）和息肉检出率（polyp detection rate，PDR），许多内镜技术得到发展。Moriyama 等综述了结肠镜的先进发展技术，如"第三眼"反转内镜（TER；Avantis Medical Systems，Sunnyvale，CA，USA）、全光谱内镜系统结肠镜（FUSE；EndoChoice，Alpharetta，GA，USA），超广角结肠镜（OLYMPUS，Tokyo，Japan），这些新兴技术有望进一步改善 ADR 和 PDR[32]。Castaneda 等对新技术装置（new technology devices，NTDs）与传统结肠镜、机械 NTDs 与光学 NTDs 之间的 ADR、PDR 和腺瘤漏检率（adenoma miss rate，AMR）等进行了系统综述。他们根据 NTDs 的作用机制将其分为两组：机械 NTDs（Endocuff（Arc Medical，Leeds，UK），G-Eye（SMART Medical Systems Ltd.，Ra'anana，Israel），Endorings（EndoAid Ltd.，Caesarea，Israel））和光学 NTDs（Third Eye（Avantis Medical Systems Inc.，Sunnyvale，Calif）和全光谱结肠镜（FUSE，EndoChoice，Alpharetta，Ga））[33]。其结论是，NTDs 尤其是机械 NTDs 可有效改善 ADR 和 PDR，并降低 AMR。对于林奇综合征的结肠镜监测研究，这些新型结肠镜监测技术有助于更好地检出结直肠癌的癌前病变。

▐ 参考文献 ▐

［1］ Rex DK，Kahi CJ，Levin B，et al. Guidelines for colonoscopy surveillance after cancer resection：a consensus update by the American Cancer Society and the US Multi-Society Task Force on Colorectal Cancer. Gastroenterology. 2006；130(6)：1865-71.

［2］ Mecklin JP，Aarnio M，Läärä E，et al. Development of colorectal tumors in colonoscopic surveillance in Lynch syndrome. Gastroenterology. 2007；133(4)：1093-8.

［3］ Järvinen HJ，Aarnio M，Mustonen H，et al. Controlled 15-year trial on screening for colorectal cancer in families with hereditary nonpolyposis colorectal cancer. Gastroenterology. 2000；118(5)：829-34.

［4］ Vasen HF，Nagengast FM，Khan PM. Interval cancers in hereditary non-polyposis colorectal cancer（Lynch syndrome）. Lancet. 1995；345(8958)：1183-4.

［5］ Engel C，Rahner N，Schulmann K，et al. Efficacy of annual colonoscopic surveillance in individuals with hereditary nonpolyposis colorectal cancer. Clin Gastroenterol Hepatol. 2010；8(2)：174-82.

［6］ Vasen HF，Blanco I，Aktan-Collan K，et al. Revised guidelines for the clinical management of Lynch syndrome（HNPCC）：recommendations by a group of European experts. Gut. 2013；62(6)：812-23.

［7］ National Comprehensive Cancer Network. NCCN guidelines：genetic/familial high-risk assessment：colorectal（Version Ⅰ. 2018-July 12，2018). Accessed 1 Apr 2018.

［8］ Giardiello FM，Allen JI，Axilbund JE，et al. Guidelines on genetic evaluation and management of Lynch syndrome：a consensus statement by the US Multi-society Task Force on Colorectal Cancer. Am J Gastroenterol. 2014；109(8)：1159-79.

［9］ Giardiello FM，Allen JI，Axilbund JE，et al. Guidelines on genetic evaluation and management of Lynch syndrome：a consensus statement by the US Multi-Society Task Force on colorectal cancer.

Gastroenterology. 2014;147(2):502-26.

[10] Giardiello FM, Allen JI, Axilbund JE, et al. Guidelines on genetic evaluation and management of Lynch syndrome: a consensus statement by the US Multi-Society Task Force on Colorectal Cancer. Dis Colon Rectum. 2014;57(8):1025-48.

[11] Syngal S, Brand RE, Church JM, et al. ACG clinical guideline: genetic testing and management of hereditary gastrointestinal cancer syndromes. Am J Gastroenterol. 2015; 110 (2): 223-62, quiz 263.

[12] Stoffel EM, Mangu PB, Gruber SB, et al. Hereditary colorectal cancer syndromes: American Society of Clinical Oncology Clinical Practice Guideline endorsement of the familial risk-colorectal cancer: European Society for Medical Oncology Clinical Practice Guidelines. J Clin Oncol. 2015;33(2):209-17.

[13] Stjepanovic N, Moreira L, Carneiro F, et al. Hereditary gastrointestinal cancers: ESMO Clinical Practice Guidelines for diagnosis, treatment and follow-updagger. Ann Oncol. 2019; 30 (10):1558-71.

[14] Vasen HF, Möslein G, Alonso A, et al. Guidelines for the clinical management of Lynch syndrome (hereditary non-polyposis cancer). J Med Genet. 2007;44(6):353-62.

[15] Vangala DB, Cauchin E, Balmaña J, et al. Screening and surveillance in hereditary gastrointestinal cancers:recommendations from the European Society of Digestive Oncology(ESDO) expert discussion at the 20th European Society for Medical Oncology (ESMO)/ World Congress on Gastrointestinal Cancer, Barcelona, June 2018. Eur J Cancer. 2018;104:91-103.

[16] Monahan KJ, Bradshaw N, Dolwani S, et al. Guidelines for the management of hereditary colorectal cancer from the British Society of Gastroenterology(BSG)/Association of Coloproctology of Great Britain and Ireland(ACPGBI)/United Kingdom Cancer Genetics Group(UKCGG). Gut. 2020;69(3):411-44.

[17] Prospective Lynch Syndrome Database(PLSD)—cumulative risk for cancer by age, genetic variant, and gender. https://ehtg. org/ collaborative-studies/plsd/.

［18］ Møller P，Seppälä T，Bernstein I，et al. Cancer incidence and survival in Lynch syndrome patients receiving colonoscopic and gynaecological surveillance：first report from the prospective Lynch syndrome database. Gut. 2017；66（3）：464-72.

［19］ Møller P，Seppälä TT，Bernstein I，et al. Cancer risk and survival in path_MMR carriers by gene and gender up to 75 years of age：a report from the Prospective Lynch Syndrome Database. Gut. 2018；67（7）：1306-16.

［20］ Ten Broeke SW，van der Klift HM，Tops CMJ，et al. Cancer risks for PMS2-associated Lynch syndrome. J Clin Oncol. 2018；36（29）：2961-8.

［21］ Engel C，Vasen HF，Seppälä T，et al. No difference in colorectal cancer incidence or stage at detection by colonoscopy among 3 countries with different Lynch syndrome surveillance policies. Gastroenterology. 2018；155（5）：1400-9. e1402.

［22］ Jass JR，Stewart SM. Evolution of hereditary non-polyposis colorectal cancer. Gut. 1992；33（6）：783-6.

［23］ Jass JR，Cottier DS，Pokos V，et al. Mixed epithelial polyps in association with hereditary non-polyposis colorectal cancer providing an alternative pathway of cancer histogenesis. Pathology. 1997；29（1）：28-33.

［24］ Kloor M，Huth C，Voigt AY，et al. Prevalence of mismatch repair-deficient crypt foci in Lynch syndrome：a pathological study. Lancet Oncol. 2012；13（6）：598-606.

［25］ Tanaka M，Nakajima T，Sugano K，et al. Mismatch repair deficiency in Lynch syndrome-associated colorectal adenomas is more prevalent in older patients. Histopathology. 2016；69（2）：322-8.

［26］ Ahadova A，Gallon R，Gebert J，et al. Three molecular pathways model colorectal carcinogenesis in Lynch syndrome. Int J Cancer. 2018；143（1）：139-50.

［27］ Rahmi G，Lecomte T，Malka D，et al. Impact of chromoscopy on adenoma detection in patients with Lynch syndrome：a prospective，multicenter，blinded，tandem colonoscopy study. Am J Gastroenterol. 2015；110（2）：288-98.

［28］ Perrod G，Samaha E，Rahmi G，et al. Impact of an optimized colonoscopic screening program for patients with Lynch syndrome:6-year results of a specialized French network. Therap Adv Gastroenterol. 2018;11:1756284818775058.

[29] East JE,Suzuki N,Stavrinidis M,et al. Narrow band imaging for colonoscopic surveillance in hereditary non-polyposis colorectal cancer. Gut. 2008;57(1):65-70.

[30] Cellier C,Perrod G,Colas C,et al. Back-to-back comparison of colonoscopy with virtual chromoendoscopy using a third-generation narrow-band imaging system to chromoendoscopy with indigo carmine in patients with Lynch syndrome. Am J Gastroenterol. 2019;114(10):1665-70.

[31] Rivero-Sánchez L,Arnau-Collell C,Herrero J,et al. White-light endoscopy is adequate for Lynch syndrome surveillance in a randomized and noninferiority study. Gastroenterology. 2020;158 (4):895-904. e1.

[32] Moriyama T,Uraoka T,Esaki M,et al. Advanced technology for the improvement of adenoma and polyp detection during colonoscopy. Dig Endosc. 2015;27(Suppl 1):40-4.

[33] Castaneda D,Popov VB,Verheyen E,et al. New technologies improve adenoma detection rate,adenoma missrate,and polyp detection rate:a systematic review and meta-analysis. Gastrointest Endosc. 2018;88(2):209-222. e11.

10 林奇综合征患者结直肠癌手术方式

Hideyuki Ishida，Keiichiro Ishibashi 和 Kensuke Kumamoto*

摘要

林奇综合征（LS）是由 DNA 错配修复基因（*MLH1*、*MSH2*、*MSH6*、*PMS2*）胚系致病性突变或 *EPCAM* 基因 3′端缺失引起的综合征。结直肠癌（CRC）是林奇综合征的特征性表现，根据突变基因不同，患者到 70 岁时结直肠癌累积风险为 10%～46%。此外，患者初患结直肠癌手术治疗后，复发（异时性结直肠癌）的风险也很高，且最佳手术治疗方案存在争议。无论采用何种手术方式，都不建议在结直肠癌发生前进行预防性结直肠切除。最新研究表明，对基因检测确诊为林奇综合征的患者，与结肠扩大切除术相比，节段性结肠切除术后异时性结直肠癌的发病风险显著增加。但采取这两种手术方式的患者总体生存率没有差异。由于现有数据有限，初患结直肠癌患者手术方式的选择需要进一步研究。林奇综合征患者初患结直肠癌的手术方式取决于多种因素，包括基因诊断时间（在初患结直肠癌之前或之后）、确诊结直肠癌的年龄、结直肠癌发病部位、受累基因以及预期生活质量等。林奇综合征相关结直肠癌患者初次手术干预前必须进行遗传咨询。综上，结肠扩大切除术可能是目前降低异时性结直肠癌风险最有效的手术方式。

关键词

林奇综合征；结直肠手术；结肠切除术；直肠结肠切除术；异时性结直肠癌

---

* H. Ishida(✉) • K. Ishibashi

日本埼玉县川越市，埼玉医科大学，埼玉医疗中心，消化外科与普外科

e-mail：05hishi@saitama-med. ac. jp

K. Kumamoto

日本香川县北郡，香川大学医学部，胃肠外科

10.1　简介

结直肠癌在全球癌症中发病率排第四,死亡率排第二[1]。林奇综合征是由 DNA 错配修复基因(*MLH1*、*MSH2*、*MSH6*、*PMS2*)之一发生胚系突变或 *EPCAM* 基因 3′端缺失引起的常染色体显性遗传病[2]。林奇综合征致病性突变携带者年轻时患结直肠癌和子宫内膜癌等各种癌症的风险增加。欧洲"Mallorca 小组"和国际胃肠道遗传性肿瘤学会最近的报道显示,根据受累基因不同,林奇综合征患者 70 岁前患结直肠癌的累积风险为 10％～46％[3,4]。林奇综合征相关结直肠癌以右半结肠受累为主,直肠发病率低,同时性和异时性结直肠癌发病率高[2,5]。这些特征可能影响手术方式的选择、基因诊断时间(手术干预之前或之后)及长期生活质量。

节段性结肠切除术(segmental colectomy,SC)包括右半结肠切除术、左半结肠切除术、乙状结肠切除术和结肠其他部分切除术。无论基因诊断结果如何,SC 都是林奇综合征相关结直肠癌的标准手术方式。鉴于林奇综合征患者发生异时性结直肠癌的风险增加,对初次诊断结直肠癌的患者应考虑结肠扩大切除术(extended colectomy,EC),包括结肠次全切除、回肠-乙状结肠吻合术,或全结肠切除、回肠-直肠吻合术。由于缺乏比较 SC 和 EC 的随机对照试验,林奇综合征相关结直肠癌患者的首选手术方式至今仍无定论。此外,由于初诊为结直肠癌的林奇综合征患者发病率低,其肿瘤预后尚不明确。本章中,我们回顾了初诊为结直肠癌且基因诊断为林奇综合征患者的手术方式和预后,以便指导此类患者选择最佳手术方式。

10.2　林奇综合征相关结直肠癌基本特征的更新

先前已经报道林奇综合征相关结直肠癌的基本特征,但大部分研究纳入的是符合修订的阿姆斯特丹标准的患者,和(或)那些具有结直肠癌高外显率(*MLH1* 或 *MSH2* 致病性突变)的患者。随着林奇综合征基因诊断的进展和相关肿瘤普遍筛查的应用,林奇综合征相关结直肠癌的特征得到更新,并成为指导手术方式选择的重要因素。

"Mallorca 小组"[3]对 1942 例具有 *MLH1*、*MSH2*、*MSH6* 和 *PMS2* 胚系突变的个体进行前瞻性研究,报道了不同 MMR 基因突变结直肠癌外显率的修订估计值。这 1942 例之前未患癌个体接受了总计 13782 年的结肠镜监测,在首发癌症个体中,*MLH1*、*MSH2*、*MSH6* 和 *PMS2* 突变携带者 70 岁时的结直肠癌累积发病率分别为 46%、35%、20% 和 10%。

Kim 等[5]分析了 106 例肿瘤普查中基因检测确诊为林奇综合征的患者(平均年龄:43 岁;范围:24~82 岁),报道了其首发结直肠癌和同时性结直肠癌肿瘤部位。首发肿瘤中 74 例(69.8%)位于右半结肠,21 例(19.8%)位于左半结肠,11 例(10.4%)位于直肠,同时性结直肠癌 12 例(11.3%),异时性结直肠癌 13 例(12.3%),约·半(54%)的异时性结直肠癌位于右半结肠,仅有 4 例(31%)位于直肠。

Hiatt 等[6]分析了 64 例患近端结肠癌且进行 SC 的林奇综合征患者,13 例发展为异时性结直肠癌的患者中,6 例(46%)在剩余的近端结肠再次发生异时性结直肠癌。

Win 等[7]分析了 79 例首发直肠癌且行经腹会阴直肠切除术或前位直肠切除术的林奇综合征患者,报道了 21 例异时性结直肠癌,其中 16 例(76%)位于右半结肠(盲肠、升结肠、肝曲或横结肠)。

10.3 林奇综合征相关结直肠癌的手术治疗

10.3.1 预防性手术

过去,对未行基因检测的林奇综合征或遗传性非息肉病性结直肠癌(HNPCC)[8]患者,在结直肠癌发生前,进行预防性结直肠切除术(如全直肠切除加回肠-直肠吻合术,或全直肠切除加回肠储袋-肛管吻合术)。但由于林奇综合征致病性突变携带者的结直肠癌外显率低于家族性腺瘤性息肉病,因此不建议进行任何预防性结直肠切除。

10.3.2 首发结肠癌节段性结肠切除术(SC)与结肠扩大切除术(EC)后异时性结直肠癌发病风险比较

Heneghan 等[9]、Anele 等[10]和 Malik 等[11]对首发结直肠癌患者行 SC 与 EC 后异时性结直肠癌的发病风险进行系统综述和荟萃分析(表 10-1)。在这些研究中,Malik 等[11]评估了最多病例,并对基因确诊病例和非基因确诊病例分开报道。他们证明,在基因检测确诊的患者中,SC 后异时性结直肠癌的发病风险是 EC 后的 8.56 倍。同样,在符合阿姆斯特丹标准的患者中,SC 后的发病风险也更高(3.04 倍),这可能是因为符合阿

表 10-1 节段性结肠切除术（SC）与结肠扩大切除术（EC）后直肠癌发病风险的系统综述和荟萃分析

作者	年份	检索到的研究出版年份	检索到的研究数量	病例数（SC/EC）	异时性结直肠癌的发病风险（SC vs. EC）	整体生存率（SC vs. EC）	错配修复基因的基因检测
Heneghan 等	2015 年	1993—2012 年	6	948（780/168）	23.5% vs. 6.8%（OR:3.69, 95%CI:1.889~7.125,P<0.005）	10 年:90.7% vs. 89.7%（OR:1.92,95%CI:0.915~4.035,P=0.09）	六项研究中有四项包括基因诊断的林奇综合征
Anele 等	2017 年	2002—2015 年	6	871（705/166）	22.6% vs. 6.0%（OR:4.02,95%CI:2.01~8.04,P<0.001）	未记录	六项研究都包括基因诊断的林奇综合征
Malik 等	2018 年	1993—2017 年	10	1389（1119/270）	基因诊断的林奇综合征:OR:8.56,95%CI:3.37~21.73,P<0.01;姆斯特丹特丹标准:OR:3.04;95%CI:1.46~6.34,P<0.01	OR:1.65,95%CI:0.90~3.02	十项研究中有六项包括基因诊断的林奇综合征。只符合阿姆斯特丹特丹标准的（n=508），基因诊断为林奇综合征的（n=881）

OR:比值比,CI:置信区间

姆斯特丹标准的患者中包括了异时性结直肠癌发病风险更低的家族性结直肠癌 X 型患者[12]。Heneghan 等[9] 和 Anele 等[10] 报道的 SC 相比 EC 异时性结直肠癌发病风险似乎与 Malik 等[11] 报道的一致。

但上述研究结果应谨慎解读,因为这些研究纳入了许多接受"结肠切除术"的首发直肠癌患者。此外,这些研究同时包括了基因确诊的林奇综合征和仅符合阿姆斯特丹标准的患者。尽管提供了有用的信息,但这三项系统综述和荟萃分析纳入了不适当的研究,无法严格评估林奇综合征患者结直肠癌的最佳手术方式。特别是他们都纳入了 Natarajan 等[13] 的研究,该研究纳入了首发结直肠癌前行预防性 EC 的患者。在 Win 等[7] 的研究中(该研究纳入 Malik 等[11] 的系统综述和荟萃分析),所有患者均患直肠癌且被纳入了 SC 组。

我们检索在 2011 年 1 月至 2018 年 9 月期间报道的五项研究,比较了基因确诊林奇综合征的患者进行 SC 和 EC 的预后(表 10-2)。与之前的研究结果相似,我们发现在长期随访中,行 SC 的患者(144/639,22.5%)比行 EC 的患者(7/215,3.3%)发生异时性结直肠癌的风险更高。综上,这些发现表明,与 SC 相比,EC 可以降低首发结直肠癌患者异时性结直肠癌的发病率。但我们应注意可能存在选择偏倚,因为选择 EC 的患者比选择 SC 的患者更有可能在术前被基因诊断为林奇综合征,且可能患有 I 期癌症。

10.3.3 首发结肠癌进行 SC 后发生异时性结直肠癌的危险因素

确定首发结直肠癌的林奇综合征患者行 SC 后发生异时性结直肠癌的危险因素十分重要,因为大多数此类患者在行 SC 后才进行 MMR 基因检测。SC 后发生异时性结直肠癌的危险因素之前已有报道。Kim 等[5] 报道,与小段肠管切除相比,切除 25 cm 及以上肠管能够降低异时性结直肠癌发病风险(HR:0.10;95% 置信区间:0.01~0.86)。Parry 等[14] 还报道每增加 10 cm 肠管切除,异时性结直肠癌的发病风险降低 31%(95% 置信区间:12%~46%,P=0.002)。这些发现可能帮助外科医生对林奇综合征首发结直肠癌患者选择 SC,并决定结直肠切除的方式和范围。

10.3.4 首发结肠癌 SC vs. EC 术后总体生存期及决策分析模型

两项研究[5,15] 表明,接受 SC 和 EC 的患者,无病生存率或结直肠癌特异性生存率没有显著差异。此外,四项研究[5,6,15,16] 显示(接受 SC 和 EC

表10-2　最近发表（2011—2018年）的基因诊断为林奇综合征的结直肠癌患者节段性结肠切除术（SC）与结直肠扩大切除术（EC）比较的文章

作者	年份	国家	研究设计	病例数	影响基因	肿瘤位点	节段切除/扩大切除术	异时性结直肠癌的发病率（节段切除 vs. 扩大切除）	异时性结直肠癌的累积风险（节段切除 vs. 扩大切除）	疾病特异性生存率（DS）或结直肠癌特异性生存率（节段切除 vs. 扩大切除）	总体生存率（节段切除 vs. 扩大切除）
Parry等	2011年	美国，加拿大，澳大利亚，新西兰	回顾性	382	MLH1(n=172)、MSH2(n=167)、MSH6(n=23)、PMS2(n=20)	右结肠(n=269)、左结肠(n=90)、直肠乙状结肠(n=17)、未知(n=6)	332/50	74(22.3%) vs. 0(0%)	10年时为16%，20年时为41% vs. 10年和20年时均为0%（P值未记录）	未记录	未记录
Stupart等	2011年	南非	前瞻性	60	MLH1(n=42)、MSH2(n=18)	仅结肠(n=60)	39/21	8(20.5%) vs. 2(9.5%)	15年时为41% vs. 0%（P值未记录）	没有明确记录生存率(P=0.048，支持行扩大切除的患者），结直肠癌特异性生存率	没有明确记录生存率（P=0.29）

续表

作者	年份	国家	研究设计	病例数	影响基因	肿瘤位点	节段切除/扩大切除	异时性结直肠癌的发病率（节段切除 vs. 扩大切除）	异时性结直肠癌的累积风险（节段切除 vs. 扩大切除）	疾病特异性生存率（DS）或结直肠癌特异性生存率（节段切除 vs. 扩大切除）	总体生存率（节段切除 vs. 扩大切除）
Kim 等	2017 年	韩国	回顾性	106	$MLH1$($n=64$)、$MSH2$($n=27$)、$MSH6$($n=4$)、$EPCAM$($n=11$)	右结肠($n=74$)、左结肠($n=21$)、直肠($n=11$)	76/30	13(17.1%) vs.0(0%)	10 年时 20.4% vs. 0%（$P=0.04$)	没有明确记录生存率（$P=0.66$)[a]。结直肠癌特异性生存率	15 年时 83.3% vs. 82.9%（$P=0.28$)
Renkonen-Sinisalo 等	2017 年	芬兰	回顾性	242	$MLH1$($n=198$)、$MSH2$($n=36$)、$MSH6$($n=8$)	仅结肠($n=242$)	144/98	36(25%) vs.5(5%)	25 年时 46.6% vs. 9.6%（$P<0.001$)	25 年内 82.7% vs. 87.2%（$P=0.76$)、DS 生存率	没有明确记录生存率（$P=0.83$)
Hiatt 等	2018 年	美国	回顾性	64	$MLH1$($n=39$)、$MSH2$($n=20$)、$MSH6$($n=1$)、$EPCAM$($n=2$)、多于 1 个基因突变($n=2$)	仅右结肠($n=64$)	48/16	13(27%) vs.0(0%)	20 年为 27.7% vs. 0%（P 值未记录)	未记录	20 年 67.8% vs. 57.8%（$P=0.47$)

a 直肠癌已除外

的患者)总体生存率没有显著差异(表 10-2)。这些结果可能有以下原因：一个原因是首发结直肠癌患者术后死亡的主要原因不是结直肠癌,总计 40%～61% 的癌症死亡与结肠外癌症相关[17]；另一原因是通过定期结肠镜监测可早期检出异时性结直肠癌。Kim 等[5] 报道 93% 的异时性结直肠癌患者表现为早期结直肠癌,无淋巴结或全身转移。

首发结直肠癌的年龄可能影响 EC 的优势。根据荷兰一个研究小组提出的决策分析模型,患者在 27 岁、47 岁和 67 岁时行 EC,与行 SC 相比,总体预期寿命分别增加 2.3 年、1 年和 0.3 年[18]。Syngal 等[19] 也提出一个决策分析模型,发现 HNPCC 患者在 25 岁时行结肠次全切除术预期寿命最长。与定期监测相比,高龄患者在发现癌症或腺瘤性息肉时进行结肠次全切除术没有显示出任何生存获益。

尽管上述研究证据水平较低,我们应注意到,与 SC 相比,对首发结直肠癌患者行 EC 没有带来生存获益,但年轻患者行 EC 可能获得生存效益。

10.3.5　首发直肠癌直肠切除术后异时性结肠癌的发病风险

由于林奇综合征患者首发直肠癌的发病率较低,我们单独研究了直肠癌手术后异时性结直肠癌的发病风险。10%～15%[5,20,21] 的林奇综合征或 HNPCC 患者首发癌症为直肠癌且手术决策更加复杂。

Win 等[7] 报道了一项多国合作研究,评估了 79 例首发直肠癌的林奇综合征患者(平均年龄 42.8 岁,范围 17～70 岁)行直肠切除术(经腹会阴切除术 29 例,直肠前切除术 50 例)后发生异时性结直肠癌的风险。患者中位随访时间为 9 年,直肠切除后异时性结直肠癌累积发病风险 10 年为 19%,20 年为 47%,30 年为 69%。在患者的剩余直肠中没有发现新发癌症。与"林奇综合征相关结直肠癌基线特征更新"一致,21 例异时性结直肠癌中有 16 例(76%)位于右半肠,这可能与林奇综合征右半结肠癌常见相关。用 Cox 风险回归分析异时性结肠癌发病风险的危险因素,结果表明异时性结肠癌发病风险与性别、直肠癌诊断年龄、国家、吸烟状况、最大肿瘤直径和直肠癌组织学分级无关,而与更高的美国癌症联合委员会(AJCC)分期(HR:6.14;95% 置信区间:1.21～13.14,$P=0.03$)和同时性肿瘤的存在(HR:11.54;95% 置信区间:1.06～125,$P=0.04$)有关。

全结直肠切除术理论上是消除异时性结直肠癌发病风险的一种选择,特别是对于原发肿瘤位于直肠的患者。因此,考虑到首发直肠癌术后异时性结肠癌的发病风险较高,一些外科医生可能会建议全直肠切除加回肠储袋-肛管吻合术作为干预手段。但为了确定林奇综合征患者首发直肠癌的最佳手术方式,需要对更多的直肠癌患者做进一步的研究。目前,首发直肠癌的林奇综合征患者应基于散发性直肠癌的原则进行治疗。

10.4　生活质量评估

目前不同外科手术患者术后生活质量和肠道功能的数据仍不完整。You 等[22]比较不限于林奇综合征的 201 例 EC 患者和 321 例 SC 患者,发现与 EC 相比,SC 患者肠道功能(每日排便次数、排便急迫程度、大便疏松程度)以及生活质量(包括性关系、娱乐、旅行、家务和社交活动)恢复更好。Haanstra 等[23]研究接受结直肠癌手术治疗的林奇综合征患者,用三种有效方法比较了 51 例接受 SC 患者和 53 例接受 EC 患者的生活质量,发现 EC 对排便频率、社会生活和排便问题存在不利影响。但这三种方法都未显示两种手术方式对患者总体生活质量有负面影响。

结肠切除的范围应与肠道功能保留和生活质量相平衡。首发结直肠癌的林奇综合征患者手术之前,医生应告知两种手术对肠道功能的影响不同,但总体生活质量相似。

10.5　首发结直肠癌切除术后的结肠镜监测和化疗

有学者对林奇综合征胚系突变携带者首发结直肠癌诊断前结肠镜监测的有效性和间隔时间进行研究。Lindor 等[24]的一项综述提出,在有家族史的患者中,应从 20～25 岁或比家族中诊断结肠癌的最小年龄小 10 岁开始,每 1～2 年进行 1 次结肠镜监测。同时,术后结肠镜监测有效性的研究也很有限。Kalady 等[25]报道,对 253 例符合阿姆斯特丹标准且行 SC 的患者行结肠镜监测(221 人(87%)接受了中位随访时间为 25 个月的术后监测),其中 55 人(25%)出现异时性结直肠癌。Parry 等[14]报道,尽管平均每 20 个月进行 1 次结肠镜检查,SC 后 10 年进展为异时性结直肠癌的累积风险仍有 16%。此外,他们还报道,SC 后 47%的异时性直肠癌是 I 期癌症,这与 Kalady 等[25]报道的进展期癌症比例更高相悖。尽管证据有限,一些专家仍推荐 SC 后患者每年行结肠镜检查[26]。由于 EC 后患者存在明确的异时性直肠癌的发病风险,建议每年行结肠镜监测。

尽管证据不足,但对于(直肠)结肠切除(无论肠段切除范围)的患者,化学预防联合严格的结肠镜监测可能降低异时性结直肠癌的发病风险。CAPP2 随机对照试验[27]表明,大剂量阿司匹林(每天 600 mg)的化学预防降低了林奇综合征患者进展为结直肠癌的风险。在平均随访 55.7 个月后,阿司匹林对结直肠癌的进展有保护作用,且在服用 2 年或更长时间的患者中效果更好。这一发现表明,使用大剂量阿司匹林进行化学预防可避免采用结肠扩大切除术预防异时性结肠癌。但阿司匹林的效果具有延迟性,与安慰剂相比,在约 10 年后发病风险才显著降低。尽管阿司匹林效果显著,但与 EC 相比,SC 后异时性结直肠癌的发病风险增加了几倍。因此,大剂量阿司匹林不能代替 EC 预防异时性结直肠癌。

10.6　结论

研究表明,尽管在林奇综合征相关结直肠癌患者中,EC 较 SC 异时性结直肠癌的发病风险更低,但总体生存率没有显著差异。EC 降低了异时性结直肠癌的发病风险,提高生存获益,可推荐患结直肠癌的年轻林奇综合征患者采用。但一些临床因素,包括致病基因、首发结直肠癌的部位、发病年龄、同时性肿瘤的存在和 AJCC 分期,影响异时性结直肠癌的进展。首发结直肠癌的部位和异时性结直肠癌进展特点的数据仍然有限,特别是接受右侧 SC 和左侧 SC 的首发结直肠癌患者,异时性结直肠癌的发病风险是否存在差异尚不清楚。此外,缺少关于 *MSH6*、*PMS2* 和 *EPCAM* 突变患者特征的数据。因此,对首发同时性结直肠癌或 SC 后发生异时性结直肠癌患者的手术方案尚无定论。当前研究将有助于在个体水平上确定林奇综合征结直肠癌患者的最佳手术治疗方案。

总之,外科医生和林奇综合征患者都应了解 SC 后异时性结直肠癌的发病风险(尽管临床上每年进行 1～2 次术后监测随访)。术前必须就每位患者的结直肠切除术进行仔细咨询。

▌参考文献▐

[1] Edwards BK, Ward E, Kohler BA, et al. Annual report to the nation on the status of cancer, 1975-2006, featuring colorectal cancer trends and impact of interventions (risk factors, screening, and treatment) to reduce future rates. Cancer. 2010;116:544-73.

[2] Lynch HT, Lynch PM, Lanspa SJ, et al. Review of the Lynch syndrome: history, molecular genetics, screening, differential diagnosis, and medicolegal ramifications. Clin Genet. 2009;76:1-18.

[3] Møller P, Seppälä T, Bernstein I, et al. Cancer incidence and survival in Lynch syndrome patients receiving colonoscopic and gynaecological surveillance: first report from the prospective Lynch

syndrome database. Gut. 2017;66;464-72.

［4］　Vasen HF,Blanco I,Aktan-Collan K,et al. Revised guidelines for the clinical management of Lynch syndrome (HNPCC): recommendations by a group of European experts. Gut. 2013;62: 812-23.

［5］　Kim TJ,Kim ER,Hong SN,et al. Survival outcome and risk of metachronous colorectal cancer after surgery in Lynch syndrome. Ann Surg Oncol. 2017;24;1085-92.

［6］　Hiatt MJ,Casey MJ,Lynch HT,et al. Efficacy of proximal colectomy for surgical management of right-sided first colorectal cancer in Lynch Syndrome mutation carriers. Am J Surg. 2018;216: 99-105.

［7］　Win AK,Parry S,Parry B,et al. Risk of metachronous colon cancer following surgery for rectal cancer in mismatch repair gene mutation carriers. Ann Surg Oncol. 2013;20;1829-36.

［8］　Vasen HF,Watson P,Mecklin JP,et al. New clinical criteria for hereditary nonpolyposis colorectal cancer (HNPCC, Lynch syndrome) proposed by the International Collaborative group on HNPCC. Gastroenterology. 1999;116;1453-6.

［9］　Heneghan HM,Martin ST,Winter DC. Segmental vs extended colectomy in the management of hereditary nonpolyposis colorectal cancer;a systematic review and meta-analysis. Colorectal Dis. 2015; 17;382-9.

［10］　Anele CC,Adegbola SO,Askari A,et al. Risk of metachronous colorectal cancer following colectomy in Lynch syndrome: a systematic review and meta-analysis. Colorectal Dis. 2017; 19: 528-36.

［11］　Malik SS,Lythgoe MP,McPhail M,et al. Metachronous colorectal cancer following segmental or extended colectomy in Lynch syndrome: a systematic review and meta-analysis. Fam Cancer. 2018;17;557-64.

［12］　Lindor NM. Familial colorectal cancer type X: the other half of hereditary nonpolyposis colon cancer syndrome. Surg Oncol Clin N Am. 2009;18;637-45.

［13］　Natarajan N,Watson P,Silva-Lopez E,et al. Comparison of extended colectomy and limited resection in patients with Lynch syndrome. Dis Colon Rectum. 2010;53:77-82.

[14] Parry S, Win AK, Parry B, et al. Metachronous colorectal cancer risk for mismatch repair gene mutation carriers: the advantage of more extensive colon surgery. Gut. 2011;60:950-7.

[15] Renkonen-Sinisalo L, Seppälä TT, Järvinen HJ, et al. Subtotal colectomy for colon cancer reduces the need for subsequent surgery in Lynch syndrome. Dis Colon Rectum. 2017;60:792-9.

[16] Stupart DA, Goldberg PA, Baigrie RJ, et al. Surgery for colonic cancer in HNPCC: total vs segmental colectomy. Colorectal Dis. 2011;13:1395-9.

[17] Pylvänäinen K, Lehtinen T, Kellokumpu I, et al. Causes of death of mutation carriers in Finnish Lynch syndrome families. Familial Cancer. 2012;11:467-71.

[18] de Vos tot Nederveen Cappel WH, Buskens E, van Duijvendijk P, et al. Decision analysis in the surgical treatment of colorectal cancer due to a mismatch repair gene defect. Gut. 2003;52:1752-5.

[19] Syngal S, Weeks JC, Schrag D, et al. Benefits of colonoscopic surveillance and prophylactic colectomy in patients with hereditary nonpolyposis colorectal cancer mutations. Ann Intern Med. 1998; 129:787-96.

[20] Kalady MF. Surgical management of hereditary nonpolyposis colorectal cancer. Adv Surg. 2011;45:265-74.

[21] Kalady MF, Lipman J, McGannon E, et al. Risk of colonic neoplasia after proctectomy for rectal cancer in hereditary nonpolyposis colorectal cancer. Ann Surg. 2012;255:1121-5.

[22] You YN, Chua HK, Nelson H, et al. Segmental vs. extended colectomy: measurable differences in morbidity, function, and quality of life. Dis Colon Rectum. 2008;51:1036-43.

[23] Haanstra JF, de Vos Tot Nederveen Cappel WH, Gopie JP, et al. Quality of life after surgery for colon cancer in patients with Lynch syndrome: partial versus subtotal colectomy. Dis Colon Rectum. 2012;55:653-9.

[24] Lindor NM, Petersen GM, Hadley DW, et al. Recommendations for the care of individuals with an inherited predisposition to Lynch syndrome: a systematic review. JAMA. 2006;296:1507-17.

[25] Kalady MF, McGannon E, Vogel JD, et al. Risk of colorectal

adenoma and carcinoma after colectomy for colorectal cancer in patients meeting Amsterdam criteria. Ann Surg. 2010;252:507-11.

[26] Herzig DO,Buie WD,Weiser MR,et al. Clinical practice guidelines for the surgical treatment of patients with Lynch syndrome. Dis Colon Rectum. 2017;60:137-43.

[27] Burn J,Gerdes AM,Macrae F,et al. Long-term effect of aspirin on cancer risk in carriers of hereditary colorectal cancer:an analysis from the CAPP2 randomised controlled trial. Lancet. 2011;378: 2081-7.

11　林奇综合征患者免疫治疗

Takeshi Nagasaka[*]

摘要

　　与错配修复功能完整(pMMR)的患者相比,错配修复缺陷(dMMR)或微卫星不稳定性(MSI)的转移性结肠癌(包括林奇综合征)患者更难从传统化疗中获益,总体生存期也更短。如今,随着对抗肿瘤 T 淋巴细胞研究的深入以及免疫检查点阻断疗法的临床突破,dMMR 相关复发/转移肿瘤患者的预后已得到显著改善。本章综述晚期林奇综合征相关癌症的免疫治疗进展。

　　关键词

　　免疫检查点抑制剂;细胞毒性 T 淋巴细胞相关抗原 4(CTLA-4);程序性死亡受体 1(PD-1);肿瘤突变负荷(TMB);移码肽;新抗原

11.1　免疫治疗

　　免疫治疗近年已成为一种可行且富有吸引力的癌症疗法,其中免疫检查点阻断疗法通过单克隆抗体增强 T 淋巴细胞的抗肿瘤功能,产生了前所未有的临床疗效。在这些成功病例的鼓舞下,人们对肿瘤免疫治疗充满信心,并认为这种革命性的疗法能为癌症患者带来持续缓解。利用免疫系统识别及抑制肿瘤进展的概念可以追溯到 1893 年,威廉·科利(William Coley)使用活细菌作为免疫激活剂来治疗癌症。但由于癌细胞能逃避免疫系统的识别与清除,进而在宿主体内生长,这不仅削弱了免疫治疗的临

---

* T. Nagasaka(✉)

日本冈山县仓敷市,川崎医科大学,临床肿瘤学

床疗效,也降低了人们对免疫治疗的热情[1]。在过去的几十年里,关于癌细胞如何逃避免疫系统监视的研究取得重大进展,人们开发了阻止癌细胞免疫逃逸并将癌细胞清除的新方法。

肿瘤免疫疗法的成功在很大程度上归功于免疫检查点抑制剂(ICI)——细胞毒性 T 淋巴细胞相关蛋白 4(CTLA-4)及程序性死亡受体 1(PD-1)的抗体。这些药物并不是直接靶向肿瘤,而是干扰癌细胞的免疫逃逸,好比放开 T 淋巴细胞(白细胞的一种,免疫系统的一部分)的"刹车",让 T 淋巴细胞尽可能地去杀伤癌细胞。凭借显著的临床疗效,肿瘤免疫疗法被《科学》杂志评为 2013 年度十大研究突破之一[2]。James P. Allison,CTLA-4 的发现者,在 2010 年的一篇临床研究中报道并验证了 CTLA-4 抗体在晚期黑色素瘤患者中的显著疗效[3-5]。Tasuku Honjo,PD-1 的发现者,经过多年努力,在京都大学实验室中通过一系列精巧的实验阐明了 PD-1 的作用机制[6-9]。James P. Allison 和 Tasuku Honjo 也凭借上述发现,共享了 2018 年诺贝尔生理学或医学奖。

11.2 林奇综合征的免疫特征

林奇综合征是由 *MLH1*、*MSH2*、*MSH6* 或 *PMS2* 等 DNA 错配修复(MMR)基因胚系致病性突变引起的遗传性疾病(极少数是由非 MMR 基因 *EPCAM* 突变引起 *MSH2* 表观遗传沉默所致)[10]。错配修复缺陷导致微卫星不稳定性(MSI),这意味着体细胞基因组将不断累积碱基插入或缺失突变。当这种移码突变发生在肿瘤抑制基因如 *TGFBR2* 编码区内的热点微卫星位点时,将促进癌症发生[11]。此外,发生移码突变的基因有时会编码出新的肽,即"移码肽",可作为肿瘤特异性抗原发挥免疫激活作用。事实上,MSI 肿瘤显示出更多的肿瘤浸润淋巴细胞[12,13]。

既往假说认为,dMMR 或 MSI 肿瘤更易激活机体免疫系统[14]。后续研究观察到 dMMR 肿瘤微环境中有密集免疫细胞浸润和富含 Th1 相关细胞因子,也支持该假说[13,15-18]。最近一项研究显示,dMMR 肿瘤微环境中几种免疫检查点及其配体(如 PD-1、PD-L1、CTLA-4、LAG-3 和 IDO 等)的表达水平显著升高,而这些免疫抑制信号最终将抵消"移码肽"的免疫激活作用,限制肿瘤清除[19]。这些发现最可能的解释是,dMMR 肿瘤中浸润的免疫细胞是针对新抗原的。另两项研究中,黑色素瘤患者对 CTLA-4 抗体的反应率及肺癌患者对 PD-1 抗体的反应率均与肿瘤突变负荷(tumor mutation burden,TMB)呈正相关,也支持这一观点,即新抗原("移码肽")的识别是内源性抗肿瘤免疫应答的重要组成部分[20,21]。

癌症基因组图谱(The Cancer Genome Atlas,TCGA)和国际共识组织已采用结直肠癌亚型的共识定义[22]。其中,TCGA报道了一个结直肠癌亚型,该型肿瘤(多为散发性MSI)特征为MMR基因或*POLE*基因发生高频突变和功能失调,肿瘤突变负荷显著升高。但结直肠癌发生高频突变的比例不高,在晚期患者中更低,如Ⅱ期、Ⅲ期和Ⅳ期结直肠癌中MSI的发生率分别为20%、12%和4%[23-26]。因此,与非MSI(也称为染色体稳定或非高频突变)肿瘤相比,林奇综合征相关(和散发性MSI)结直肠癌具有更好的分期和预后。

11.3 用于林奇综合征的ICI治疗

如上所述,与散发性结直肠癌患者相比,林奇综合征相关癌症患者的分期更低、预后更好;但后者有时会不幸地发展为复发/转移性,或其他形式的晚期/不可治愈的林奇综合征相关癌症[27]。这些患者的靶向治疗药物包括PD-1单克隆抗体。在首次将ICI用于治疗难治性/转移性dMMR结直肠癌的研究中,11例dMMR结直肠癌患者,21例pMMR结直肠癌患者和9例dMMR非结直肠癌患者均接受了派姆单抗的单药治疗[28]。结果显示,与pMMR癌症患者相比,dMMR癌症患者预后得到显著改善(进展或死亡的风险比为0.04;95%置信区间为0.01~0.21)。使用RECIST标准计算的dMMR结直肠癌和非结直肠癌患者的总体有效率分别为40%和71%,而pMMR结直肠癌患者对该药均无反应。同样,dMMR结直肠癌和非结直肠癌患者总体疾病控制率分别为90%和71%,而pMMR结直肠癌患者只有11%。由于该研究的中位随访时间只有36周,因此并未得到两组dMMR癌症患者的中位无进展生存期(相比之下,pMMR结直肠癌患者的中位无进展生存期仅为2.2个月)。另一项研究纳入86例先前治疗无效而改用派姆单抗治疗的转移性/晚期dMMR癌症患者,随访数据显示,不同癌症患者总体客观反应率达53%(95%置信区间为42%~64%),且完全缓解率为21%,总体疾病控制率高达77%;但由于该研究的中位随访时间仅有12.5个月,故未得到患者的中位总生存期和中位无进展生存期[29]。

2017年一项单臂Ⅱ期研究招募74例既往化疗无效的dMMR结直肠癌患者,以评估纳武单抗(PD-1单克隆抗体)的疗效[30]。研究显示,患者客观缓解率为31.1%(74人中23人达到客观缓解),但该研究未得到患者的中位持续缓解时间和中位总生存期(平均中位随访时间为12个月)。此外,该研究的患者中位无进展生存期达14.3个月,表明该药物能给患者带来较好的缓解效果。

目前，在用抗 PD-1 抗体治疗晚期 dMMR 结直肠癌的研究中，并未发现林奇综合征与非林奇综合征患者在反应率和预后上有所差异[28-30]。相关数据表明，在经抗 PD-1 抗体治疗得到客观缓解的患者中，靶向"移码肽"的 T 淋巴细胞显著扩增，有力地证实了先前的假设，即"移码肽"对免疫治疗的成功至关重要。这些发现极大推动了利用免疫机制预防林奇综合征相关癌症的研究[29]。事实上，许多研究已证实 ICI 的应答率与癌细胞中基因突变频率呈正相关[31]。此外，近期研究显示，β2 微球蛋白突变所导致的细胞表面抗原提呈水平下降可能是肿瘤对 ICI 耐药的主要原因[30]。

这些令人振奋的结果促使美国食品药品监督管理局在 2017 年火速批准通过派姆单抗（用于治疗晚期 dMMR/MSI 癌症，不考虑原发部位）和纳武单抗（只用于 dMMR/MSI 结直肠癌）的临床应用。最近，一项纳入 119 例晚期 dMMR/MRI 结直肠癌患者的单臂Ⅱ期试验显示，纳武单抗联合伊匹单抗（CTLA 4 单克隆抗体）可使患者总体缓解率升至 55%（6 个月缓解率达 83%），一年总体生存率达到 85%[32]。

2018 年 ESMO 报道另一项关于纳武单抗联合伊匹单抗的研究，即 NICHE 研究[33]。该研究纳入 15 例未发生远处转移的结直肠癌患者，并在患者术前给予纳武单抗与伊匹单抗的联合治疗。随后研究人员惊喜地发现，尽管 8 例 pMMR 结肠癌患者肿瘤几乎无退缩，仍为原先大小的 85%～100%，但 7 例 dMMR 结肠癌患者中，有 4 人肿瘤完全消失（0%），剩余 3 人肿瘤也退缩至原先大小的 1%～2%。在不久的将来，dMMR 结直肠癌患者有望不行手术而通过新辅助 ICI 治疗得到治愈。这些发现正有力地鼓舞人们通过免疫检查点抑制剂（ICI）的协同治疗，实现治愈癌症的目标。

综上所述，在后 ICI 时代，虽然癌症治疗策略的转变显著改善了高肿瘤突变负荷患者（包括林奇综合征患者）的预后，但我们仍需警惕 ICI 治疗高突变负荷肿瘤有时无效的情况并将其不断完善。

▌参考文献▌

[1] Drake CG, Jaffee E, Pardoll DM. Mechanisms of immune evasion by tumors. Adv Immunol. 2006;90:51-81.

[2] Couzin-Frankel J. Breakthrough of the year 2013. Cancer immunotherapy. Science. 2013;342(6165):1432-3.

[3] Leach DR, Krummel MF, Allison JP. Enhancement of antitumor

immunity by CTLA-4 blockade. Science. 1996;271(5256):1734-6.

［4］ Kwon ED, Hurwitz AA, Foster BA, et al. Manipulation of T cell costimulatory and inhibitory signals for immunotherapy of prostate cancer. Proc Natl Acad Sci U S A. 1997;94(15):8099-103.

［5］ Hodi FS, Mihm MC, Soiffer RJ, et al. Biologic activity of cytotoxic T lymphocyte-associated antigen 4 antibody blockade in previously vaccinated metastatic melanoma and ovarian carcinoma patients. Proc Natl Acad Sci U S A. 2003;100(8):4712-7.

［6］ Ishida Y, Agata Y, Shibahara K, et al. Induced expression of PD-1, a novel member of the immunoglobulin gene superfamily, upon programmed cell death. EMBO J. 1992;11(11):3887-95.

［7］ Nishimura H, Nose M, Hiai H, et al. Development of lupus-like autoimmune diseases by disruption of the PD-1 gene encoding an ITIM motif-carrying immunoreceptor. Immunity. 1999; 11 (2): 141-51.

［8］ Freeman GJ, Long AJ, Iwai Y, et al. Engagement of the PD-1 immunoinhibitory receptor by a novel B7 family member leads to negative regulation of lymphocyte activation. J Exp Med. 2000;192 (7):1027-34.

［9］ Iwai Y, Terawaki S, Honjo T. PD-1 blockade inhibits hematogenous spread of poorly immunogenic tumor cells by enhanced recruitment of effector T cells. Int Immunol. 2005;17(2):133-44.

［10］ Yurgelun MB, Hampel H. Recent advances in Lynch syndrome: diagnosis, treatment, and cancer prevention. Am Soc Clin Oncol Educ Book. 2018;38:101-9.

［11］ Spira A, Disis ML, Schiller JT, et al. Leveraging premalignant biology for immune-based cancer prevention. Proc Natl Acad Sci U S A. 2016;113(39):10750-8.

［12］ Kloor M, von Knebel Doeberitz M. The immune biology of microsatellite-unstable cancer. Trends Cancer. 2016;2(3):121-33.

［13］ Smyrk TC, Watson P, Kaul K, et al. Tumor-infiltrating lymphocytes are a marker for microsatellite instability in colorectal carcinoma. Cancer. 2001;91(12):2417-22.

［14］ Bodmer W, Bishop T, Karran P. Genetic steps in colorectal cancer. Nat Genet. 1994;6(3):217-9.

［15］ Dolcetti R, Viel A, Doglioni C, et al. High prevalence of activated intraepithelial cytotoxic T lymphocytes and increased neoplastic cell apoptosis in colorectal carcinomas with microsatellite instability. Am J Pathol. 1999;154(6):1805-13.

[16] Alexander J, Watanabe T, Wu TT, et al. Histopathological identification of colon cancer with microsatellite instability. Am J Pathol. 2001;158(2):527-35.

[17] Young J, Simms LA, Biden KG, et al. Features of colorectal cancers with high-level microsatellite instability occurring in familial and sporadic settings: parallel pathways of tumorigenesis. Am J Pathol. 2001;159(6):2107-16.

[18] Kim H, Jen J, Vogelstein B, et al. Clinical and pathological characteristics of sporadic colorectal carcinomas with DNA replication errors in microsatellite sequences. Am J Pathol. 1994; 145(1):148-56.

[19] Llosa NJ, Cruise M, Tam A, et al. The vigorous immune microenvironment of microsatellite instable colon cancer is balanced by multiple counter-inhibitory checkpoints. Cancer Discov. 2015;5(1):43-51.

[20] Snyder A, Makarov V, Merghoub T, et al. Genetic basis for clinical response to CTLA-4 blockade in melanoma. N Engl J Med. 2014; 371(23):2189-99.

[21] Rizvi NA, Hellmann MD, Snyder A, et al. Cancer immunology. Mutational landscape determines sensitivity to PD-1 blockade in non-small cell lung cancer. Science. 2015;348(6230):124-8.

[22] Cancer Genome Atlas Network. Comprehensive molecular characterization of human colon and rectal cancer. Nature. 2012; 487(7407):330-7.

[23] Raut CP, Pawlik TM, Rodriguez-Bigas MA. Clinicopathologic features in colorectal cancer patients with microsatellite instability. Mutat Res. 2004;568(2):275-82.

[24] Hampel H, Frankel WL, Martin E, et al. Screening for the Lynch syndrome(hereditary nonpolyposis colorectal cancer). N Engl J Med. 2005;352(18):1851-60.

[25] Koopman M, Kortman GA, Mekenkamp L, et al. Deficient mismatch repair system in patients with sporadic advanced colorectal cancer. Br J Cancer. 2009;100(2):266-73.

[26] Vilar E, Tabernero J. Molecular dissection of microsatellite instable colorectal cancer. Cancer Discov. 2013;3(5):502-11.

[27] Sankila R, Aaltonen LA, Järvinen HJ, et al. Better survival rates in patients with MLH1-associated hereditary colorectal cancer. Gastroenterology. 1996;110(3):682-7.

[28] Le DT, Uram JN, Wang H, et al. PD-1 blockade in tumors with mismatch-repair deficiency. N Engl J Med. 2015;372(26):2509-20.

[29] Le DT, Durham JN, Smith KN, et al. Mismatch repair deficiency predicts response of solid tumors to PD-1 blockade. Science. 2017; 357(6349):409-13.

[30] Overman MJ, McDermott R, Leach JL, et al. Nivolumab in patients with metastatic DNA mismatch repair-deficient or microsatellite instability-high colorectal cancer(CheckMate 142):an open-label, multicentre, phase 2 study. Lancet Oncol. 2017;18(9):1182-91.

[31] Yarchoan M, Hopkins A, Jaffee EM. Tumor mutational burden and response rate to PD-1 inhibition. N Engl J Med. 2017;377(25): 2500-1.

[32] Overman MJ, Lonardi S, Wong KYM, et al. Durable clinical benefit with nivolumab plus ipilimumab in DNA mismatch repair-deficient/microsatellite instability-high metastatic colorectal cancer. J Clin Oncol. 2018;36(8):773-9.

[33] Chalabi M, Fanchi LF, Van den Berg JG, et al. Neoadjuvant ipilimumab plus nivolumab in early stage colon cancer. ESMO2018. 2018.

12 林奇综合征相关恶性肿瘤化学预防

Michihiro Mutoh，Takumi Narita 和 Hideki Ishikawa*

摘要

近年来，诊断为结直肠癌（CRC）的年轻患者越来越多，其中遗传性结直肠癌也比预计的更多。二代测序技术的发展有助于诊断更多的遗传性结直肠癌患者，故预计未来林奇综合征（LS）患者的数量可能会增多。因此，我们必须对年轻患者进行结直肠癌筛查，并采取针对性的预防措施。除了通过调整饮食和生活方式来预防癌症外，化学预防也被用于癌症高危人群，如林奇综合征患者等。尽管是否对林奇综合征患者常规使用药物预防仍存在争议，但阿司匹林用于林奇综合征相关结直肠癌的预防性临床试验结果令人振奋。本章将重点介绍林奇综合征相关恶性肿瘤化学预防的现状和前景。

关键词

化学预防；林奇综合征；结直肠癌；阿司匹林；临床试验

* M. Mutoh(✉)
日本京都市，京都府立医科大学，分子靶向预防
日本东京市，国立癌症中心，癌症预防和筛查研究中心，流行病与预防医学
日本东京市，国家癌症研究中心，致癌与癌症预防
e-mail：mimutoh@koto，kpu-m，ac，Jp

T. Narita
日本京都市，京都府立医科大学，分子靶向预防
日本东京市，国立癌症中心，癌症预防和筛查研究中心，流行病与预防医学

H. Ishikawa
日本京都市，京都府立医科大学，分子靶向预防

12.1 概述

本章重点阐述林奇综合征相关恶性肿瘤化学预防的现状和前景。

12.1.1 化学预防

1976年,Sporn博士首次提出化学预防的概念[1]。化学预防现在被定义为通过使用包括天然化合物和化学化合物在内的特定药物抑制、延缓或逆转癌变,从而预防癌症的发生、发展[2]。化学预防适用于在细胞癌变进程中发挥作用的制剂。癌症化学预防药物常常具有阻断致癌物质对DNA的损伤、激活DNA修复系统、降低细胞周期速度或抑制癌症转移扩散等功能[3]。

12.1.2 化学预防的适用人群

由于癌症化学预防药物适用于癌症高危人群,并非癌症患者,理想的癌症化学预防药物必须满足一定标准,如便捷的给药方案、易于给药、成本低、副作用小等。当前,化学预防已被用于那些已诊断癌症但尚未出现临床症状或有癌前病变/前驱损伤的患者,普通人群通常不推荐使用癌症化学预防药物。化学预防策略受益最大的人群可能是具有结直肠癌(CRC)遗传易感性的患者。家族性腺瘤性息肉病(familial adenomatous polyposis,FAP)和林奇综合征是常见的两类家族遗传性结直肠癌[4]。FAP是一种罕见的常染色体显性遗传病,主要由APC突变引起,其典型的特征是在结直肠及肠道其他部位出现多于100个息肉。半数FAP患者在40岁时进展为结直肠癌[5]。林奇综合征,过去称为遗传性非息肉病性结直肠癌(HNPCC),由于DNA错配修复(MMR)基因突变发展成恶性疾病。此外,还有其他息肉病综合征:幼年性息肉病综合征(SMAD4突变),Peutz-Jeghers综合征(STK11突变),Cowden综合征(PTEN突变)。

12.1.3 化学预防药物的来源

林奇综合征化学预防药物的研究进展将在另一章进行讨论。本章中,我们将介绍常见癌症化学预防药物的来源。化学预防药物常有以下几种来源:①来自观察性研究的数据,表明特定的饮食习惯具有更低的特定癌症发病率；②来自流行病学研究或临床研究的数据，表明一种药物的次要作用可以改善研究人群的癌症结局；③来自实验室研究的数据，显示使用一种药物不仅能抑制细胞增殖，还能在一定水平上诱导恶性肿瘤细胞向正常细胞逆转[6]。

12.1.4 近期癌症化学预防的研究成果

在实验室中，我们可以很容易观察到所选的癌症化学预防药物抑制癌细胞增殖，但在临床试验时，往往很难证实药物的潜在化学预防特性。因此，目前癌症化学预防药物的成果比预期的要少。虽然已有大量候选化学预防药物进行了测试，但在美国，只有约 15 种药物被美国食品药品监督管理局（FDA）批准用于癌症化学预防[3]。例如，他莫昔芬和雷洛昔芬（一种雌激素受体的选择性拮抗剂）已被批准用于乳腺癌的化学预防，阿司匹林和塞来昔布用于结直肠癌的化学预防，人乳头瘤病毒（HPV）疫苗用于宫颈癌的化学预防。他莫昔芬是 FDA 批准的第一种化学预防药物，之所以有效，是因为很高比例的乳腺癌组织会表达促进乳腺癌细胞增殖的雌激素受体。我们发现已有部分实验研究实现了临床转化（https：//www. ClinicalTrials. gov/、www. ISRCTN. Com、www. umin. ac. jp/ctr/index/htm 或 www. trialregister,nl）。

12.1.5 结直肠癌化学预防

结直肠癌预防性治疗的最终目标是延迟结直肠切除的时间、降低内镜检查和息肉切除的频率以及预防癌症的发展。

根据文献中关于化学预防效果的报道和（或）体内外模型的疗效数据，最有希望预防结直肠癌的药物是阿司匹林和其他非甾体抗炎药（NSAIDs）[7,8]。FDA 批准阿司匹林和塞来昔布分别用于 50～59 岁的结直肠癌高危人群和 FAP 家族中 18 岁以上的个体。这些药物有效可能是由于它们抑制了环氧合酶（COX）的活性。另一种具有抗炎作用的药物是 omega-3 多不饱和脂肪酸，该药物已被证明可以抑制 FAP 患者的癌变[9]。但血清游离脂肪酸可能会诱导细胞对胰岛素耐受，从而导致高血糖的发生[10]。二甲双胍（一种用于治疗糖尿病的双胍化合物）和他汀类药物（降低胆固醇）的研究结果仍存在争议。最近，一项双盲、安慰剂对照、随机试验显示，二甲双胍对散发性腺瘤复发有化学预防作用[11]，但需要进一步的研究证实这项试验的结论。

12.2 林奇综合征的化学预防试验

是否对林奇综合征患者常规使用化学预防药物目前仍存在争议。但仍有一些林奇综合征化学预防试验使用了阿司匹林、钙剂(CaCO$_3$)、舒林酸、塞来昔布及其他药物[12]。在这些药物中,人们真正感兴趣的似乎是阿司匹林,钙剂和舒林酸未能获得阳性结果。下面我们将介绍多项林奇综合征化学预防试验。

12.2.1 阿司匹林试验

12.2.1.1 CAPP2

据报道,定期服用阿司匹林或其他非甾体抗炎药可降低结直肠腺瘤和癌症的发病风险。此外,也有报道称,抗性淀粉在啮齿动物癌变模型中具有抗肿瘤作用[13,14]。但在结直肠腺瘤/癌症预防项目(CAPP)的二期临床试验之前,阿司匹林、抗性淀粉或两者联用能否预防林奇综合征相关结直肠癌尚不清楚。

CAPP2试验是目前最大的林奇综合征相关结直肠癌化学预防试验。本试验的另一个特点是,它是首个以林奇综合征相关结直肠癌为主要观察终点的阿司匹林化学预防双盲随机试验。本试验设计为2×2因素随机试验。林奇综合征患者($n=861$)被分为阿司匹林组(阿司匹林肠溶片,每天600 mg,至少2年)、抗性淀粉组(每天30 g,至少2年)和对应的安慰剂组(427例参与者),对比观察1～4年。该试验还计划进行为期10年的随访[15]。本试验的主要观察终点是发现一个以上的结直肠腺瘤或结直肠癌,次要观察终点是仅发现腺瘤、仅发现结直肠癌和进展期腺瘤或结直肠癌。

经过平均29个月的观察,阿司匹林未显示出对结肠肿瘤进展的影响。但更长的观察时间(55.7个月)后,与安慰剂相比,接受阿司匹林治疗(每天600 mg,至少2年)的林奇综合征患者罹患结直肠癌的风险比为0.63(95%置信区间0.35～1.13,$P=0.02$)。阿司匹林组和安慰剂组的不良事件发生率几乎相同。CAPP2试验还发现肥胖会显著增加林奇综合征患者结直肠癌的发病风险,肥胖的林奇综合征患者的发病风险比体重偏瘦和体重正常患者高2.41倍(95%置信区间1.22～4.85)[16]。有趣的是,服用阿司匹林可以消除这种风险。CAPP2的研究结果表明,有必要在随机试验后进行数年的随访,以评估阿司匹林和其他结直肠癌化学预防药物的效果。

12.2.1.2 CAPP3

为推荐林奇综合征患者常规使用阿司匹林,需进一步评估阿司匹林的最适剂量、药物疗程及阿司匹林相关副作用。需要注意的是,美国没有600 mg/天的阿司匹林用药剂量。因此,CAPP3 试验旨在将 1000 名林奇综合征基因突变携带者随机分为三种剂量的阿司匹林组(100 mg/天、300 mg/天和 600 mg/天),并在未来 5~10 年的随访期内监测结直肠癌发病率和不良事件发生率[17]。目前 CAPP3 试验正在进行中。

12.2.1.3 AAS-Lynch

另一项临床试验(AAS-Lynch)通过对 18~75 岁的林奇综合征患者进行为期 4 年的随访,以评估低剂量阿司匹林(100 mg/天或 300 mg/天)对结直肠腺瘤形成的影响。该试验的主要观察终点是完全切除息肉并开始治疗(阿司匹林或安慰剂)48 个月后,在染色内镜检查中发现至少一个腺瘤。AAS-Lynch 试验(NCT02813824)目前也在进行中。

12.2.2 萘普生试验

在林奇综合征小鼠模型中,萘普生已被证明是一种比阿司匹林更有效的化学预防药物。与阿司匹林类似,萘普生是一种对心脏副作用较小的非甾体抗炎药。这项随机 I b/ II 期临床试验(NCT02052908)旨在探究萘普生预防林奇综合征相关结直肠癌的效果。该研究通过检测诸如溃疡、心肌梗死和肾脏疾病等不良反应,以及萘普生治疗后正常结肠黏膜中分子的变化探究萘普生的安全性。患者接受高剂量萘普生(440 mg/天),低剂量萘普生(220 mg/天)或安慰剂治疗 6 个月[18],萘普生的剂量相当于市场上推荐的剂量(220 mg 片剂 1 片或 2 片)。受试者在治疗前后 6 个月接受结肠镜检查。研究人员将从受试者的血液、尿液和组织样本中检测前列腺素 E2 水平。此外,还会评估长期服用萘普生对组织、mRNA 和 microRNA 的影响。与阿司匹林类似,该试验尝试寻找生物标志物,以确定萘普生的最大获益患者。

12.2.3 黄体酮试验

人们通常认为子宫内膜癌、乳腺癌和卵巢癌是由雌激素驱动的恶性肿瘤。观察性研究和病例对照研究表明,在普通人群中,服用含孕激素的口服避孕药(OCPs)可降低子宫内膜癌的发病风险[19,20]。

一项短期Ⅱ期随机化学预防试验研究了含有孕激素的 OCPs 或醋酸甲羟孕酮(depoMPA)对林奇综合征患者子宫内膜增殖的影响[21]。诊断为林奇综合征的无症状女性(25～50 岁)行经阴道超声检查和子宫内膜活检后随机分为两组，接受含孕激素的 OCPs 或 depoMPA 治疗 3 个月，随后再次行经阴道超声检查和子宫内膜活检。共有 51 名女性被纳入研究，其中 46 名完成治疗。主要观察终点是治疗前后通过测定子宫内膜活检组织中 Ki67 的表达量确定子宫内膜增殖变化。次要观察终点是子宫内膜组织学、子宫内膜厚度和雌激素调控基因表达的改变。这些结果表明，林奇综合征女性患者子宫内膜对短期外源性孕激素刺激产生反应。

12.3 未来林奇综合征的化学预防

正如上一节所提到的，预防林奇综合征相关癌症的临床试验还未充分进行，阿司匹林是目前唯一有希望的药物。目前还没有关于林奇综合征的药物流行病学数据。因此，为了找到更多癌症化学预防药物，需要先在细胞中进行药物筛选并进行动物实验。

利用转化医学分离供人类长期服用且无毒的产物或植物提取物是一项挑战。因此，"老药新用"的想法十分重要，因为在开发老药的新用途时，老药的副作用已经有文献报道。理想的化学预防药物应具有以下特点：①毒性很低或没有毒性；②疗效强；③可以口服；④作用机制已知；⑤成本低；⑥服用周期易被接受。在筛选药物时，牢记这几点很有帮助。

即使是阿司匹林这种长期以来被广泛接受的安全药物，其作为化学预防药物的适宜剂量和开始使用时机也存在争论。林奇综合征患者使用阿司匹林将会获益，但高剂量和长期使用可能导致胃和颅内出血。因此，应为林奇综合征的患者制定指南，选择出阿司匹林有效且副作用较小的化学预防剂量。

12.3.1 林奇综合征相关结直肠癌筛查方法的建立

林奇综合征是一种由 MMR 基因(*MLH1*、*MSH2*、*MSH6* 或 *PMS2*)致病性突变引发基因不稳定从而导致癌症发生的疾病。*MSH* 或 *MLH* 失活是由甲基化而非突变驱动的。*MLH1* 和 *MSH2* 突变与 90% 以上的林奇综合征病例有关[22]。这些突变往往发生在微卫星区域。因此，林奇综合征癌症的分子标志是高度微卫星不稳定性(MSI)，大约 93% 的肿瘤存在这种情况[23]。

　　MMR 基因缺陷细胞是体外研究林奇综合征相关结直肠癌的理想模型。一些 MMR 缺陷的人结直肠癌细胞系如下：HCT116 细胞（*MLH1*，碱基替换导致 9 号外显子第 252 密码子处信号终止）；SW48 细胞（*MLH1*，启动子甲基化）；RKO 细胞（*MLH1*，启动子甲基化）；HCT15/DLD1 细胞（*MSH6*，第 222 密码子 1 个碱基缺失，导致第 1103 密码子发生无义突变和移码突变，9 个碱基后出现终止密码子）[12]。

　　本研究组开发了一套体外筛选系统，旨在为 FAP 患者开发一种有效的癌症化学预防药物。FAP 也属于家族性胃肠肿瘤综合征。在这种体外筛选方法中，我们重点研究了可能参与早期结肠癌发生的三个信号通路（Wnt、NF-κB、NRF2），并选择一些在人结直肠癌细胞中可以抑制 TCF/LEF 和 NF-κB 通路并激活 NRF2 转录活性的药物。无论是染色体不稳定（CIN）还是微卫星不稳定性（MSI），Wnt 信号异常都被认为是结直肠癌进展过程的第一步。值得注意的是，几乎 90% 的结直肠癌与 *APC* 和（或）*CTNNB1*（β-连环蛋白）突变激活 Wnt 信号相关。相反，林奇综合征相关结直肠癌的突变特征分析显示，*KRAS* 和 *APC* 突变通常发生在 MMR 基因缺陷之后[24]。因此，我们认为 FAP 的体外筛选方法可以用于林奇综合征相关结直肠癌。事实上，我们的观点与目前的临床观察一致——阿司匹林有助于预防 FAP 患者发生结直肠癌[8]，每天不少于 325 mg 剂量阿司匹林可使林奇综合征相关结直肠癌的发病率降低 50% 以上[25]。在 APC 介导的肿瘤/腺瘤和 MSI 表型病变中，抑制炎症状态可能是一种令人振奋的有效化学预防策略。

12.3.2　林奇综合征相关结直肠癌动物模型的建立

　　利用结直肠腺瘤等前驱病变开发化学预防药物是一种很有前景的方法，但重点在于成功建立可以模拟病变的动物模型，并易于监测其癌变进展或对干预措施的反应。

　　家族性胃肠肿瘤综合征基因工程小鼠模型在其他地方有很好的总结[26]。错配修复（MMR）基因缺陷的小鼠模型 *Mlh1*、*Msh2*、*Msh6* 和 *Pms2* 已经研究多年。*Mlh* 或 *Msh* 基因敲除的杂合子小鼠未显示出癌症表型[26]。*Mlh* 或 *Msh* 基因敲除的纯合子小鼠会发生小肠肿瘤和淋巴瘤。在错配修复（MMR）基因缺陷的遗传背景下，APC 功能的缺失似乎对癌症的发展起着关键作用。MMR 基因和 *Apc* 等位基因（*Apc*$^{Min/+}$ 或 *APC*$^{1638N/+}$ 小鼠）的伴随突变会加速肿瘤的发生，并局限在肠道中[27]。在伴有 *APC* 突变的林奇综合征相关结直肠癌病例中，这些小鼠模型为研究新型化学预防药物提供了极好的工具。此外，还需要一种 MMR 基因突变

伴 $Tgf\beta R \, II$ 或 Bax 突变的小鼠模型以加深对林奇综合征相关结直肠癌的理解。

12.4　未来展望

　　显然，在对高危人群进行癌症化学预防之前，应考虑通过改变饮食和生活方式预防癌症。体育锻炼、控制体重、低脂饮食、食用大量水果和蔬菜以及戒烟等都已被充分证明可以有效预防癌症。这些预防方法不仅可以预防癌症，还可以预防其他慢性病。任何药物都有副作用，副作用大小取决于剂量的高低和时间的长短。因此，在决定是否使用化学预防药物前，应考虑相关风险和获益[28]。

　　二代测序多基因组合检测技术的发展将为诊断出更多的患者保驾护航。近期，在美国诊断为结直肠癌的年轻患者中，遗传性结直肠癌患者比以往预估的要多[29]。另外，从 1974 年到 2013 年（$n = 490305$），通过对结直肠癌发病趋势的监测、流行病学分析和最终结果统计，人们发现年轻人结直肠癌发病率呈持续上升趋势[30]。这些数据提示未来林奇综合征患者的数量可能会增加，我们必须对年龄小于 50 岁的个体进行结直肠癌筛查，并采取针对性的预防措施。

　　二代测序技术将确定突变位点，而林奇综合征精确的基因诊断将有助于我们更好地了解不同基因突变之间的细微差别、变异之间的相关性及林奇综合征的谱系。这些结果有助于我们在基础研究中识别可能影响林奇综合征临床表型的非基因修饰因子，帮助我们成功设计耗时短、成本低的癌症化学预防试验。

▌参考文献▌

[1] Sung JJ, Lau JY, Goh KL, et al. Increasing incidence of colorectal cancer in Asia: implications for screening. Lancet Oncol. 2005; 6: 871-6.

[2] Tomasetti C, Vogelstein B. Cancer etiology. Variation in cancer risk among tissues can be explained by the number of stem cell divisions. Science. 2015; 347: 78-81.

[3] de Melo FHM, Oliveira JS, Sartorelli VOB, et al. Cancer chemoprevention: classic and epigenetic mechanisms inhibiting tumorigenesis. What have we learned so far? Front Oncol. 2018;

8:644.

[4]　Lynch HT,Lynch JF,Shaw TG. Hereditary gastrointestinal cancer syndromes. Gastrointest Cancer Res. 2011;4:S9-S17.

[5]　Iwama T,Tamura K,Morita T,et al. A clinical overview of familial adenomatous polyposis derived from the database of the Polyposis Registry of Japan. Int J Clin Oncol. 2004;9:308-16.

[6]　Patterson SL, Colbert Maresso K, Hawk E. Cancer chemoprevention: successes and failures. Clin Chem. 2013; 59: 94-101.

[7]　Ishikawa H,Mutoh M,Suzuki S,et al. The preventive effects of low-dose enteric-coated aspirin tablets on the development of colorectal tumours in Asian patients:a randomized trial. Gut. 2014; 63:1755-9.

[8]　Ishikawa H,Wakabayashi K,Suzuki S,et al. Preventive effects of low-dose aspirin on colorectal adenoma growth in patients with familial adenomatous polyposis: double-blind, randomized clinical trial. Cancer Med. 2013;2:50-6.

[9]　West NJ,Clark SK,Phillips RK,et al. Eicosapentaenoic acid reduces rectal polyp number and size in familial adenomatous polyposis. Gut. 2010;59:918-25.

[10]　Serhan CN, Hong S, Gronert K, et al. Resolvins: a family of bioactive products of omega-3 fatty acid transformation circuits initiated by aspirin treatment that counter proinflammation signals. J Exp Med. 2002;196:1025-37.

[11]　Higurashi T, Hosono K, Takahashi H, et al. Metformin for chemoprevention of metachronous colorectal adenoma or polyps in post-polypectomy patients without diabetes:a multicentre double-blind,placebo-controlled,randomised phase 3 trial. Lancet Oncol. 2016;17:475-83.

[12]　Heijink DM,de Vries EG,Koornstra JJ,et al. Perspectives for tailored chemoprevention and treatment of colorectal cancer in Lynch syndrome. Crit Rev Oncol Hematol. 2011;80:264-77.

[13]　Pierre F, Perrin P, Champ M, et al. Short-chain fructo-oligosaccharides reduce the occurrence of colon tumors and develop gut-associated lymphoid tissue in Min mice. Cancer Res. 1997;57: 225-8.

[14] Nelson B, Cray N, Ai Y, et al. Effect of dietary-resistant starch on inhibition of colonic preneoplasia and Wnt signaling in azoxymethane-induced rodent models. Nutr Cancer. 2016; 68: 1052-63.

[15] Burn J, Gerdes AM, Macrae F, et al. Long-term effect of aspirin on cancer risk in carriers of hereditary colorectal cancer: an analysis from the CAPP2 randomised controlled trial. Lancet. 2011; 378: 2081-7.

[16] Movahedi M, Bishop DT, Macrae F, et al. Obesity, aspirin, and risk of colorectal cancer in carriers of hereditary colorectal cancer: a prospective investigation in the CAPP2 Study. J Clin Oncol. 2015; 33:3591-7.

[17] Burn J, Sheth H. The role of aspirin in preventing colorectal cancer. Br Med Bull. 2016;119:17-24.

[18] Begum R, Martin SA. Targeting mismatch repair defects: a novel strategy for personalized cancer treatment. DNA Repair (Amst). 2016;38:135-9.

[19] Weiss NS, Sayvetz TA. Incidence of endometrial cancer in relation to the use of oral contraceptives. N Engl J Med. 1980;302:551-4.

[20] Hannaford PC, Selvaraj S, Elliott AM, et al. Cancer risk among users of oral contraceptives: cohort data from the Royal College of General Practitioner's oral contraception study. BMJ. 2007; 335:651.

[21] Lu KH, Loose DS, Yates MS, et al. Prospective, multicenter randomized intermediate biomarker study of oral contraceptive vs. Depo-Provera for prevention of endometrial cancer in women with Lynch syndrome. Cancer Prev Res (Phila). 2013;6:774-81.

[22] de la Chapelle A. The incidence of Lynch syndrome. Familial Cancer. 2005;4:233-7.

[23] Möslein G, Nelson H, Thibodeau S, et al. Rectal carcinomas in HNPCC. Langenbecks Arch Chir Suppl Kongressbd. 1998; 115: 1467-9.

[24] Ahadova A, Gallon R, Gebert J, et al. Three molecular pathways model colorectal carcinogenesis in Lynch syndrome. Int J Cancer. 2018;143:139-50.

[25] Langley RE, Rothwell PM. Aspirin in gastrointestinal oncology：

new data on an old friend. Curr Opin Oncol. 2014;26;441-7.

[26] Jahid S,Lipkin S. Mouse models of inherited cancer syndromes. Hematol Oncol Clin North Am. 2010;24;1205-28.

[27] Taketo MM,Edelmann W. Mouse models of colon cancer. Gastroenterology. 2009;136;780-98.

[28] Kotecha R,Takami A,Espinoza JL. Dietary phytochemicals and cancer chemoprevention: a review of the clinical evidence. Oncotarget. 2016;7;52517-29.

[29] Mork ME,You YN,Ying J,et al. High prevalence of hereditary cancer syndromes in adolescents and young adults with colorectal cancer. J Clin Oncol. 2015;33;3544-9.

[30] Siegel RL,Fedewa SA,Anderson WF,et al. Colorectal cancer incidence patterns in the United States,1974-2013. J Natl Cancer Inst. 2017;109;djw322.

13 林奇综合征国际合作

Nagahide Matsubara*

摘要

林奇综合征(LS)是一种常见的遗传性结直肠癌综合征,与其他结直肠癌如家族性腺瘤性息肉病(结肠镜可发现肠道内数千枚息肉)相比,林奇综合征的临床表现不明显,诊断仍然困难。因此,需要国际合作加深对遗传性肿瘤综合征等罕见疾病的病因和临床表现的理解。1990年,林奇综合征国际合作组 ICG-HNPCC(遗传性非息肉病性结直肠癌国际合作组)成立,并在阿姆斯特丹举办了第一次会议。2005年ICG-HNPCC与利兹堡息肉病小组(LCPG)合并,成立了国际胃肠道遗传性肿瘤学会(InSiGHT)。该学会成员主要包括内科医生、外科医生、研究员、遗传学家和遗传咨询师等,致力于制定遗传性胃肠道肿瘤领域的临床标准,并完善致病基因突变数据库以供临床使用。该学会还组织了多项国际研究合作。文中还提及其他相关合作组织,如欧洲遗传性肿瘤小组和美国遗传性胃肠道肿瘤合作组织(CGA-IGC)。

关键词

林奇综合征;遗传性癌症;结直肠癌;国际合作;遗传性非息肉病性结直肠癌

13.1 简介

在认识未知疾病或综合征的过程中,个人的努力固然重要,但在理解

---
* N. Matsubara(✉)

日本兵库县尼崎市,尼崎中央医院

e-mail:n-matsubara@chuoukai.or.jp

遗传性肿瘤综合征这种罕见疾病的病因和临床表现上，国际合作尤为必要。尽管林奇综合征是一种常见的遗传性结直肠癌综合征，但在日常临床实践中诊断仍然困难，因为与其他遗传性大肠癌相比，林奇综合征的临床表现并不明显，而家族性腺瘤性息肉病通过在结肠镜下观察到数千个息肉就能确诊。1908 年，Bashford 首次发表结直肠癌患者的家系图[1]，但 Bashford 认为这种疾病源自环境因素，而非遗传因素。

1913 年，密歇根大学的病理学家兼内科医生 Aldred S. Warthin 在仔细听取一位女裁缝患者的病史后，广泛收集其家族史并做出家系解释，首次提出林奇综合征的概念[2]。

当然，Warthin 博士也对自己研究的家系进行追踪，Henry T. Lynch 等紧接着他的研究，最终在不同的国家和地区发现了许多类似情况的家族[3-5]。

研究人员发现一些家族性结直肠癌与新的癌症通路、复制错误（RER）或微卫星不稳定性（MSI）有关，尽管这些特征早已被两个研究团队各自发现，但当时他们并未怀疑这类疾病可能存在某种遗传形式[6-8]。1993 年，研究人员对整个家系进行鉴定发现易患癌症的表型与染色体 2p 的单基因位点有关[9]。1994 年，人们发现林奇综合征的一个致病基因（*MSH2*）[10]。随后又相继发现林奇综合征的三个致病基因——*MLH1*、*PMS2* 和 *MSH6*[11]。

随着对疾病遗传基础的深入了解，以及 MSI 检测和免疫组织化学（IHC）检测这两种临床工具的开发和验证，林奇综合征诊疗取得一定进展。现在几乎所有的林奇综合征病例都可通过全面筛查结直肠癌和其他相关癌症得到诊断，这意味着所有的结直肠癌病例都应该进行 MSI 或 IHC 检测筛查，必要时再对 4 种致病基因进行基因检测[12]。

尽管发现林奇综合征的致病基因已 20 多年，但由于疾病较为罕见，该病的整体情况仍不清楚，因此，国际合作的重要性不言而喻。

13.2　林奇综合征国际合作组从 ICG-HNPCC 到 InSiGHT

林奇综合征国际合作组为 ICG-HNPCC（遗传性非息肉病性结直肠癌国际合作组）。1989 年 8 月，在耶路撒冷 Paul Rosen 组织的第二届国际胃肠癌症会议上，来自意大利的 Giuseppe Cristofaro 向 Henry T. Lynch 提议创建一个世界范围内的兴趣团队研究林奇综合征（当时叫遗传性非息肉病性结直肠癌（HNPCC））的遗传、临床和病理学特征。然后，Henry T.

Lynch、Jane Lynch、Patrick Lynch、Jukka-Pekka Mecklin、Giuseppe Cristofaro、Jim St.John 和 Hans Vasen 进行了一次会面并一致同意这个想法。

考虑到林奇综合征的基因型和表型异质性,需要对大量有详细家系的家族进行研究。为更好地了解这种疾病,研究人员需要详细的临床病史、分子遗传学资料、病理学资料、监测管理规范及遗传咨询。当然,使高危患者及家族成员获益是 ICG-HNPCC 的首要目标。1989 年 11 月,在日本神户,Joji Utsunomiya 赞助举办的结直肠癌国际会议上,进一步讨论成立 ICG-HNPCC。

ICG-HNPCC 最初认为,最好将该组织的成员人数保持在 50 人左右。然而,随着大量关于林奇综合征文章的发表,DNA 错配修复(MMR)基因及其功能的发现,世界各地的学者对林奇综合征也越来越感兴趣。自那以后,该组织的成员数量便不再设限,林奇综合征在科研和临床方面涉及的亚专业变得更加广泛。

以下是 ICG-HNPCC 近期的发展情况:1990 年,Hans Vasen 在荷兰阿姆斯特丹组织 ICG-HNPCC 第一次正式会议,来自 8 个国家的 30 名代表出席会议,并在 *Diseases of Colon and Rectum* 上报道了本次会议[13]。也是那时建立了第一个基于家族史的 HNPCC 临床阿姆斯特丹标准[14]。修订后的阿姆斯特丹标准将肠外癌症也纳入 HNPCC(林奇综合征)的临床定义(表 13-1)。

表 13-1　从遗传性非息肉病性结直肠癌国际合作组(ICG-HNPCC)到国际胃肠道遗传性肿瘤学会(InSiGHT)的历史

年份	会议名称及地点
1991 年	意大利,特里诺 Giuseppe Cristofaro 组织 ICG -HNPCC 会议
1992 年	希腊,克里特岛 Hans Vasen 组织 ICG -HNPCC 会议
1993 年	美国,休斯敦 Patrick Lynch 组织 ICG -HNPCC 会议
1994 年	意大利,米兰 Lucio Bertario 组织 ICG -HNPCC 会议
1995 年	芬兰,赫尔辛基 J. P. Mecklin 组织 ICG -HNPCC 会议

年份	会议名称及地点
1996 年	美国，纽约，布法罗 Miguel Rodriguez-Bigas 组织 ICG -HNPCC 会议
1997 年	荷兰，诺德韦克 Hans Vasen 组织 ICG -HNPCC 与利兹堡息肉病小组 （LCPG）的第一次联合会议
1998 年	葡萄牙，科英布拉 Julio Leite 组织 ICG -HNPCC 会议
1999 年	澳大利亚，洛恩/墨尔本 Finlay Macrae 组织 ICG -HNPCC 与 LCPG 的第二次联合会议
2000 年	以色列，提比利亚 Paul Rosen 组织 ICG -HNPCC 会议
2001 年	意大利，威尼斯 Lucio Bertario 组织 ICG -HNPCC 与 LCPG 的第三次联合会议
2003 年	美国，俄亥俄州，克利夫兰 James Church 组织 ICG -HNPCC 与 LCPG 的第四次联合会议 LCPG 和 ICG -HNPCC 合并为 InSiGHT
2005 年	英国，纽卡斯尔 Sir John Burn 组织 InSiGHT 第一次会议
2007 年	日本，横滨 Takeo Iwama 组织 InSiGHT 第二次会议
2009 年	德国，杜塞尔多夫 Gabriela Möslein 组织 InSiGHT 第三次会议
2011 年	美国，得克萨斯州，圣安东尼奥 Patrick Lynch 和 Miguel Rodoriguez Bigas 组织 InSiGHT 第四次会议
2013 年	澳大利亚，凯恩斯 Allan Spigelman 组织 InSiGHT 第五次会议
2015 年	巴西，圣保罗 Benedio Rossi 组织 InSiGHT 第六次会议
2017 年	意大利，佛罗伦萨 Maurizio Genuardi 和 Luigi Ricciardiello 组织 InSiGHT 第七次会议

年份	会议名称及地点
2019 年	新西兰,奥克兰 Susan Parry 组织 InSiGHT 第八次会议

13.3　与 InSiGHT 相关的国际协作组织

13.3.1　InSiGHT 数据库:LOVD 系统

InSiGHT 利用莱顿开放突变数据库(LOVD)技术建立数据库并分享了遗传性结直肠癌相关基因的临床和遗传突变数据。LOVD 技术已经更新,可处理越来越多的基因组数据。InSiGHT 维护着错配修复基因的已知突变数据库[15],这对确定基因突变意义重大。管理委员会(Peltomäki、Woods、Sijmons、Vasen、dem Dummem 和 Macrae)在 2013 年初举行会议指导 InSiGHT 数据库的改进[16]。

围绕错配修复基因数据库正开展着一项重要活动[17]。首先,InSiGHT 继续鼓励向数据库提交突变数据。显然,所有基因都需要良好的特定位点数据库,这样才能支持医疗人员管理遗传病家系。InSiGHT 数据库每月可以收到 20000 次求助解读突变数据的信息。只有提交完整的数据才能体现数据库的价值。

该数据库还存在其他价值。Maurizio Genuardi 担任一个超过 45 名同行组成的解读委员会主席,该委员会正在系统处理数据库中未分类的突变信息并根据现有信息对其致病性进行评估[18]。

13.3.2　InSiGHT 与人类基因变异组计划

InSiGHT 正在与人类基因变异组计划(HVP)密切合作,已成为该计划的第一个特定基因成员[19]。InSiGHT 是 HVP 科学咨询委员会的代表。InSiGHT 为支持数据库而开发的流程和程序被 HVP 誉为领先模式,并应用于多种基因。InSiGHT 也获益于 HVP 成员的丰富经验及其在特殊基因位点的数据库、伦理问题、国际影响力方面的专业知识,最重要的是InSiGHT 得到了 UNESCO 的认可。

13.3.3　其他 InSiGHT 数据库协作

InSiGHT 数据库和工作吸引了几个 HVP 的投资人来借鉴经验和成果。其中包括一个 NIH 应用软件,它支持从美国私人诊断实验室向美国国立生物技术信息中心(NCBI)传输数据(MutaDatabase),并获得解读委员会的授权以测试欧盟 Gen2Phen 项目中正在开发的新数据模型(PathoDB),以及英国诊断服务中心数据库(DMuDB)和法国国家数据库的交换模型。InSiGHT 与美国最大的私人实验室奎斯特诊疗公司的谈判也在进行中。InSiGHT 团队在上述这些领域都提供了帮助。

13.3.4　从美国遗传性结直肠癌合作组织(CGA-ICC)到美国遗传性胃肠道肿瘤合作组织(CGA-IGC)

1995 年,美国遗传性结直肠癌合作组织(CGA-ICC)成立,其目的是提高对遗传性结直肠癌的基础科学认识和处理受影响家庭的临床水平[20]。2018 年,CGA-ICC 更名为美国遗传性胃肠道肿瘤合作组织(CGA-IGC),以便更全面地涵盖遗传性胃肠道癌症。CGA-IGC 的临床和研究重点是遗传性胃肠道癌症综合征,包括但不限于家族性腺瘤性息肉病(FAP)、MUTYH 相关性息肉病(MAP)、聚合酶校对相关息肉病(PPAP)、Peutz-Jeghers 综合征、PTEN 错构瘤综合征、遗传性混合性息肉病综合征、林奇综合征、X 型家族性结直肠癌和增生性息肉/锯齿状息肉。CGA-IGC 的愿景是降低遗传性胃肠道癌症的发病率和死亡率。CGA-IGC 作为美国领先的权威机构,通过研究和教育促进遗传性胃肠道癌症的科学研究。CGA-IGC 提供以下服务。

(1)向内科医生、相关医务人员、患者及其家属进行遗传性胃肠道癌症的临床管理和分子遗传学方面的教育。

(2)提供合作试验和研究的机会。

(3)为新的遗传登记提供资源。

(4)建立诊疗思想交流论坛。

(5)提供与遗传性胃肠道癌症相关的临床护理、医疗服务政策和研究方面的多学科专业知识。

13.3.5　欧洲遗传性肿瘤小组(EHTG)

欧洲遗传性肿瘤小组(EHTG)是由原"Mallorca 小组"发展而来。

"Mallorca 小组"由 Hans Vasen 和 Gabriela Moeslein 于 2006 年成立，是一个活跃在不同领域的专家组织，参与遗传性肿瘤综合征的预防、诊断和治疗。过去，该组织侧重于研究胃肠道肿瘤的易感性，现在可能会涉及其他方面的研究。

欧洲遗传性肿瘤小组目标如下。
- 进行协作研究。
- 发布指南。
- 建立数据库。

该组织作为互动性最强的平台，2016 年在马略卡岛举行的第一次 EHTG 会议就受到一致好评。

2017 年，EHTG 在佛罗伦萨参与 InSiGHT 会议，并于 7 月 5 日主办为期 1 天的会议。

EHTG 第三次会议于 2018 年 9 月 23 日至 25 日在法国尼斯与欧洲结直肠疾病学会（ESCP）联合举办。EHTG 还在 9 月 26 日参加 ESCR 的 EHTG/ESCP 联合研讨会。

EHTG 第四次会议在西班牙巴塞罗那举行。
- PLSD（前瞻性林奇综合征数据库）：Pal Moller。
- 青少年息肉病指南：Karli Heinimann。
- MAP、PPAP 和 NAP 指南：Julian Sampson 和 Stefan Aretz。
- 欧洲数据库 C4CMMRD：Chrystelle Colas。
- 林奇综合征的新 MMR 突变：Ian Frying。
- 青少年息肉病新基因：Jan Tomlinson。
- 结肠镜监测下 MMR 突变基因携带者中大肠癌发展的预测因子：Francesc Balaguer。
- 遗传修饰因子在林奇综合征发病风险中的作用：Bente Talseth-Palmer。

13.3.6 前瞻性林奇综合征数据库(PLSD)

林奇综合征与胃肠道肿瘤、妇科肿瘤及其他肿瘤相关。四种 DNA 错配修复（MMR）基因 *MSH2*、*MLH1*、*PMS2* 或 *MSH6* 中的任何一种发生胚系突变，或者 *EPCAM* 基因的缺失引起相邻的 *MSH2* 启动子甲基化，都可导致林奇综合征。林奇综合征尚未得到充分认识，占人群中结直肠癌病例总数的 1%～3%。由于林奇综合征患者大多有多发性和（或）早发性癌症的家族病史或个人病史，目前大多数患者通过随访监测确定。

对致病性 *MLH1*、*MSH2*、*MSH6* 或 *PMS2* 突变携带者需要获取未来患癌风险的可靠信息,以便能够提供有针对性的监测,但目前已发表的风险评估极不准确。原因包括这些风险评估依赖于回顾性数据并受分子检测初始选择标准的影响。在临床实践中,这些标准包括阿姆斯特丹标准Ⅰ、阿姆斯特丹标准Ⅱ、贝塞斯达指南或仅仅是癌症诊断年龄。先前估计,*MLH1* 或 *MSH2* 突变携带者 70 岁时患结直肠癌的累积风险为 22%～74%。*MSH6* 或 *PMS2* 基因突变具有较低的外显率和不同的表达模式:与 *MSH2* 突变携带者相似,*MSH6* 突变携带者被认为是子宫内膜癌的高危携带者,但患结直肠癌的风险较低。结肠镜检查能够在患者没有症状的情况下识别和切除早期癌症,是林奇综合征患者二级预防的主要手段。虽然腺瘤切除被认为可以预防结直肠癌,但在林奇综合征患者中支持这一假设的证据目前仍然有争议。EHTG 已经开发了林奇综合征突变基因携带者前瞻性数据库,以更好表征他们的癌症风险和干预效果[21-23]。

内容包括:

(1)林奇综合征致病性突变基因携带者的前瞻性观察。

(2)按观察年份报道前瞻性观察事件。

(3)按基因、性别、年龄和干预对观察结果进行分类。

(4)结果可在发行的出版物上公开获取。

(5)结果可在网站公开提供,用以计算林奇综合征的任意致病性突变基因携带者的癌症风险。

(6)通过以上得出的经验作为基础用于:

- 科学研究。
- 保健指导。

13.3.7　国际错配修复联盟(IMRC)

为了弥补林奇综合征研究中的关键空白,2010 年,国际错配修复联盟(IMRC)成立。IMRC 由参与林奇综合征研究和(或)临床治疗的全球联盟组成:http://www.sphinx.org.au/imrc。

InSiGHT 和 CGA-ICC 推动了 IMRC 的建立。目前,IMRC 有 205 名成员,来自非洲、澳大利亚、新西兰、欧洲、北美洲和南美洲的 74 个中心/诊所,任何参与林奇综合征研究和(或)林奇综合征家系治疗的人都可加入。最近,日本也通过提交一些数据加入该联盟。准确的癌症风险评估是制定遗传咨询指南所必需的,对高危家族中突变基因携带者和成员的临床管理也有重要作用。癌症发生风险的高低可能不仅与年龄、性别和突变基因不同有关,还与携带者的国籍和种族不同有关。对 MMR 基因突变的人/家族样本进行全外显率分析是彻底解决这种异质性的唯一方法。

IMRC 的目标如下:

• 为来自世界各地大约 8800 个林奇综合征家族建立一个家系数据集。

• 根据性别、错配修复(MMR)基因、突变类型和国籍/地理区域,估计每个器官的特定年龄累积癌症风险。

• 开发一种临床使用的个人风险评估技术,根据年龄、性别、错配修复(MMR)基因、突变类型和国籍/地理区域评估 10 年的癌症风险。

自 2014 年 7 月以来,IMRC 联系了来自 63 个地区的 IMRC 调查员,并要求提交 MMR 家族数据。提交数据包括人口统计的个人和家族史数据,MMR 基因突变状态、肠镜筛查、手术和死亡率的数据。2016 年 4 月,来自 18 个国家 38 个地区的 28 名调查员提交了 4302 个家族的 MMR 系谱数据,其中包括 11418 名突变基因携带者。

从各个具有不同资源的国际站点收集 MMR 家族数据存在挑战。IMRC 将研究如何促进这一项目数据收集的方法,以确保医患可以从该国际性联盟获益最大。

13. 3. 8 癌症预防项目 3(CAPP3)

本研究的目的是为林奇综合征的化学预防寻找合适剂量的阿司匹林。癌症预防项目 3(CAPP3)研究得到了 InSiGHT 的支持。100 多项流行病学/观察性研究报告称,长期规律服用阿司匹林和其他非甾体抗炎药(NSAIDs)患癌率显著降低。以结肠腺瘤为终点的随机对照试验的荟萃分析显示,服用阿司匹林的患者腺瘤发病率显著降低。对早期心血管试验参与者的长期随访显示,从分组后的 5 年开始,在随机服用阿司匹林的患者中,癌症死亡率降低 21%。阿司匹林在以癌症为主要终点的两个随机对照试验中都有显著效果。

• CAPP2 随机将 1009 名遗传性结直肠癌携带者(林奇综合征由错配修复基因突变导致)分配到每天服用 600 mg 阿司匹林组,为期 4 年[24]。其中治疗至少 2 年的患者,结直肠癌的发病率下降 63%,与此综合征相关其他癌症(如子宫内膜癌)的发病率也有类似下降。从试验开始后的 4 年,效果就逐渐明显。

• "妇女健康研究"项目以 1 万名美国女性为对象,受试者连续 10 年每天服用 100 mg 阿司匹林。在试验结束时,研究者发现阿司匹林对癌症没有效果,但随后的随访显示结直肠癌发病率降低 18%[25]。

专家一致认为,阿司匹林应该推荐给高危人群,但关于普通人群中的最佳剂量和风险受益率的争论仍在继续。CAPP3 在 3000 名有林奇综合征发病风险的错配修复基因缺陷携带者中测试三种不同剂量(600 mg、300 mg 和 100 mg)的肠溶阿司匹林。3000 名参与者都将服用阿司匹林直到研究结束。同时,小剂量阿司匹林可以推荐给任何没有参与试验的高危个体。

13.4 结论

国际合作是认识、理解和治疗林奇综合征的基础和关键,主要是通过 ICG-HNPCC 进行,其次是 InSiGHT。此外,本文还列出了与上述主流合作组织相关的重要分支机构。

▍参考文献▍

[1] Bashford. Discussion on the influence of heredity on disease, with special reference to tuberculosis, cancer, and diseases of the nervous system: introductory address. Proc R Soc Med. 1909; 2 (Gen Rep): 63-75.

[2] Warthin AS. Hereditary with reference to carcinoma. Arch Intern Med(Chic). 1913; 12: 546-55.

[3] Warthin AS. The further study of a cancer family. J Cancer Res. 1925; 9: 278-86.

[4] Hauser JJ, Weller CV. A further report on the cancer family of Warthin. Am J Cancer. 1936; 27: 454-44.

[5] Lynch HT, Krush AJ. Cancer family "G" revisited: 1895-1970. Cancer. 1971; 27(6): 1505-11.

[6] Ionov Y, Peinado MA, Malkhosyan S, et al. Ubiquitous somatic mutations in simple repeated sequences reveal a new mechanism for colonic carcinogenesis. Nature. 1993; 363(6429): 558-61.

[7] Thibodeau SN, Bren G, Schaid D. Microsatellite instability in cancer of the proximal colon. Science. 1993; 260(5109): 816-9.

[8] Aaltonen LA, Peltomäki P, Leach FS, et al. Clues to the pathogenesis of familial colorectal cancer. Science. 1993; 260(5109): 812-6.

[9] Peltomäki P, Aaltonen LA, Sistonen P, et al. Genetic mapping of a

locus predisposing to human colorectal cancer. Science. 1993;260 (5109):810-2.

[10] Fishel R,Lescoe MK,Rao MR,et al. The human mutator gene homolog MSH2 and its association with hereditary nonpolyposis colon cancer. Cell. 1994;77(1):1 p following 166.

[11] Bronner CE,Baker SM,Morrison PT,et al. Mutation in the DNA mismatch repair gene homologue hMLH1 is associated with hereditarynon-polyposis colon cancer. Nature. 1994;368(6468):258-61.

[12] Pérez-Carbonell L,Ruiz-Ponte C,Guarinos C,et al. Comparison between universal molecular screening for Lynch syndrome and revised Bethesda guidelines in a large population-based cohort of patients with colorectal cancer. Gut. 2012;61(6):865-72.

[13] Vasen HF,Mecklin JP,Watson P,et al. Surveillance in hereditary nonpolyposis colorectal cancer:an international cooperative study of 165 families. The International Collaborative Group on HNPCC. Dis Colon Rectum. 1993;36(1):1-4.

[14] Vasen HF, Mecklin JP, Khan PM, et al. The International Collaborative Group on Hereditary Non-Polyposis Colorectal Cancer(ICG-HNPCC). Dis Colon Rectum. 1991;34(5):424-5.

[15] Fokkema IF,Taschner PE,Schaafsma GC,et al. LOVD v. 2. 0:the next generation in gene variant databases. Hum Mutat. 2011;32 (5):557-63.

[16] Peltomäki P, Vasen HF. Mutations predisposing to hereditary nonpolyposis colorectal cancer:database and results of a collaborative study. The International Collaborative Group on Hereditary Nonpolyposis Colorectal Cancer. Gastroenterology. 1997;113(4):1146-58.

[17] Plazzer JP, Sijmons RH, Woods MO, et al. The InSiGHT database:utilizing 100 years of insights into Lynch syndrome. Familial Cancer. 2013;12(2):175-80.

[18] Sijmons RH, Greenblatt MS, Genuardi M. Gene variants of unknown clinical significance in Lynch syndrome. An introduction for clinicians. Familial Cancer. 2013;12(2):181-7.

[19] Kaput J, Cotton RG, Hardman L, et al. Planning the human variome project:the Spain report. Hum Mutat. 2009; 30 (4):

496-510.

[20]　Weissman SM,Burt R,Church J,et al. Identification of individuals at risk for Lynch syndrome using targeted evaluations and genetic testing: National Society of Genetic Counselors and the Collaborative Group of the Americas on Inherited Colorectal Cancer joint practice guideline. J Genet Couns. 2012; 21 (4): 484-93.

[21]　Møller P, Seppälä T, Bernstein I, et al. Cancer incidence and survival in Lynch syndrome patients receiving colonoscopic and gynaecological surveillance: first report from the prospective Lynch syndrome database. Gut. 2017;66(3):464-72.

[22]　Møller P,Seppälä T,Bernstein I,et al. Incidence of and survival after subsequent cancers in carriers of pathogenic MMR variants with previous cancer: a report from the prospective Lynch syndrome database. Gut. 2017;66(9):1657-64.

[23]　Møller P,Seppälä TT,Bernstein I,et al. Cancer risk and survival in path MMR carriers by gene and gender up to 75 years of age: a report from the Prospective Lynch Syndrome Database. Gut. 2018; 67(7):1306-16.

[24]　Burn J,Gerdes AM,Macrae F,et al. Long-term effect of aspirin on cancer risk in carriers of hereditary colorectal cancer: an analysis from the CAPP2 randomised controlled trial. Lancet. 2011; 378 (9809):2081-7.

[25]　Ait Ouakrim D,Dashti SG,Chau R,et al. Aspirin,ibuprofen,and the risk of colorectal cancer in Lynch syndrome. J Natl Cancer Inst. 2015;107(9):djv170.